RESET

나이가 들수록 젊어지는 비밀

리 셋

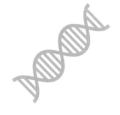

이만형 지음

도서출판 LINE

태곳적부터 늘 좀 더 편하고 안전한 생활을 추구해온 인류는 지금까지 쉼 없이 무언가를 개발 및 연구해왔다. 문명이 발달하면서 그 속도는 점점 빨라졌고 오늘날 인류는 과거 100년 동안 발전해온 많은 기술을 불과 몇 년 사이에 실현하고 있다.

비행기보다 다섯 배 빠른 기차가 있다면 믿겠는가? 조만간 그 기차가 현실에 등장할 예정이다. 미국이 이미 시운전 설비를 건설하고 있는 이 '하이퍼루프 기차'는 속도가 어마어마한데 한국은 2020년까지 개발을 목표로 연구 중이다. 이 기차가 등장하면 서울에서 부산까지 단 16분 만에 갈 수 있다. 서울 시내에서 웬만한 거리를 가는 것보다 부산까지 가는 것이 더 빠른 시대가 온다는 얘기다.

오늘날의 기술 수준은 3차원 물체를 인쇄할 수 있는 3D 프린터를 개발하자마자 가정용 3D 프린터를 개발 및 보급하는 정도에 이르러 있다. 이제는 아이들의 조립식 장난감 레고를 집에서 직접 인쇄해 만들 수도 있다.

음식을 인쇄하는 음식 프린터도 등장해 일부 외국 식당에서는 인쇄한 음식을 메뉴로 내놓는 곳도 있다. 이제 피자를 주문할 경우 피자가게에서 배달해주는 것이 아니라 집에 있는 음식 프린터기로 피자 인쇄 버튼을 눌러 피자를 먹는 시대가 올 것이다.

이처럼 혁신적인 기술 발달이 지구상에서만 일어나는 것은 아니다. 미국은 2030년까지 화성에 사람이 살 수 있는 기지를 건설해 사람을 화성으로 영구 이주시킬 계획인데 2023년 첫 팀이 출발할 예정이다. 현재 화성 거주를 희망하는 지구인만 20만 명이 넘는다고 한다. 러시아는 2030년까지 달에 사람이 살 수 있는 기지를 건설할 계획이다.

그밖에도 종이처럼 얇은 TV, 몸에 감고 다니는 컴퓨터, 가정용 로봇, 영화 〈해리포터〉에 나오는 투명 망토 같은 기술은 이미 개발했거나 거의 개발을 완료했다.

세상이 급속도로 변해가는 것을 보면서 사람들은 한편으로는 신기해하고 또 한편으로는 언젠가 개발될 것으로 예상한 기술임을 인정한다. 더 중요한 것은 인간의 수명과 건강 관련 분야에서도 이러한 기술 개발이 일어나고 있다는 점이다. 눈에 띄는 도구처럼 크게 두드러지지는 않지만 분명 우리의 생명과 관련된 분야에서도 엄청난 기술 변화가 일어나고 있다.

사실 인간의 수명과 건강에 관한 기술 개발은 주로 의학 분야에서 일어난다. 이런 이유로 의학에 의존하지 않고 일상적인 생활 속에서 20대의 젊음과 건강을 오래 유지하게 해주는 기술을 개발해도 그것을 인정받기가 쉽지 않다. 그런데 2003년 '지놈 프로젝트' 팀이 인간의 유전자 코드를 해석한 이후 과학자들은 질병과 노화의 원인이 유전자 속에 있음을 알아냈다. 유전자는 우리가 사는 환경이나 음식물, 섭취하는 영양소를 바탕으로 그 작동을 수시로 바꾸며 우리 몸의 노화와 질병에 관여한다. 이 말은 우리가 어떤 환경에서 살고 어떤 음식과 영양소를 섭취하느냐에 따라 노화와 질병을 조절할 수 있다는 의미다. 그렇다면 이제라도 유전자가 어떻게 작동을 바꾸고 노화와 질병에 관여하는지 관심을 기울일 필요가 있다.

목차

머리말 ································ 04

🧬 CHAPTER 01
노화 패러다임의 변화 ············· 8

🧬 CHAPTER 02
유전자란 무엇인가 ············· 14

🧬 CHAPTER 03
유전자 조작과 변형 ············· 20

🧬 CHAPTER 04
유전자 스위치와 유전자 발현 ······ 29

🧬 CHAPTER 05
유전자 스위치와 발현의 원리 ······ 36

🧬 CHAPTER 06
노화 관련 유전자 ············· 48

🧬 CHAPTER 07
유전적 노화 억제 유전자 ·········· 58

🧬 CHAPTER 08
유전적 리셋 ················ 72

CHAPTER 01

노화 패러다임의 변화

노화는 우리가 태어나는 순간부터 진행된다. 태어나서 자라고 성장하는 단계는 노화로 보이지 않겠지만 그 또한 노화의 진행 과정이다. 10대나 20대의 젊은이도 막 태어난 갓난아기의 피부와 자신의 피부를 비교해보면 확실히 다르다는 것을 알 수 있다.

이같이 노화는 태어나는 순간부터 진행되기 때문에 우리는 시간이 갈수록 병들고 약해지며 아름다움과 젊음을 잃고 결국 사망한다. 지금까지 우리는 시간이 흐르면 외모가 늙고 몸의 활력이 떨어지면서 퇴화하는 것을 당연한 일로 여겨왔다. 역사상 처음으로 중국 대륙을 통일하고 막강한 권력을 휘두르던 진시황이 영생을 누리기 위해 불로초를 찾아다녔음에도 불구하고 쉰 살이란 비교적 젊은 나이에 사망한 사례도 이러한 인식을 뒷받침한다.

사람들은 흔히 젊음과 건강을 영원히 유지하는 것은 환상이자 불가능한 일이라고 생각한다. 오히려 늙고 병드는 것을 당연한 일로 여기면서 운명적으로 받아들이며 살고 있다.

'생로병사'는 우리가 알고 있는 숙명적인 삶이다.

생로병사를 불변의 법칙으로 받아들이자니 산다는 것이 어딘지 모르게 허망하게 느껴지지 않는가. 태어나는 것이 병들고 늙고 죽음으로 가기 위한 과정이라는 얘기니 말이다. 철저하게 이 시각으로 인생을 바라보면 새로운 생명이 태어나는 것은 축복이 아니라 오히려 불행이다. 아기가 태어나면 탄생을 축하할 것이 아니라 '왜 태어났니?' 하면서 슬퍼해야 하지 않겠는가.

그렇다고 너무 비관할 것도, 슬퍼할 것도 없다. 이제 새로운 생명의 탄생이 축복받아야 할 마땅한 이유가 생겼기 때문이다. 인류는 이미 인간의 유전자에서 일어나는 노화의 비밀을 밝혔고 이를 조절하는 기술도 개발했다. 진시황이 그토록 찾아 헤매던 젊음의 비밀이 그로부터 2,000년이 훨씬 지난 지금에야 밝혀진 것이다.

이 시대를 살아가는 당신은 인류 역사상 가장 행복한 시기를 타고난 행운아다. 당신은 단지 유전자를 조절하는 방법을 인정하고 그것을 실행하면 그만이다.

과거에는 시간이 흐르면 무조건 노화가 일어나는 것으로 알고 있었는데, 불과 몇 년 사이에 어떤 발견을 했기에 노화를 조절할 수 있단 말인가.

우리가 부모에게 물려받은 유전자는 완벽하고 깨끗하다. 부모가 아무리 나이 들고 병든 상태에서 아기를 임신하고 낳았더라도 아기의 피부는 매끄럽고 탄력이 있으며, 몸 안의 장기는 완벽하게 제 기능을 한다. 생물학적으로 볼 때 '번식'이란 늙은 유전자를 소유한 개체가 완벽한 유전자를 소유한 개체를 생산해 종족을 유지하는 것을 의미한다. 따라서 완벽한 유전자를 소유한 아기가 태어나는 것은 당연한 일이다.

여기서 우리가 짚어봐야 할 점이 한 가지 있다.

노화나 질병의 원인이 유전자에 있는데 어떻게 나이 들고 병든 부모에게 유전자를 물려받은 아기가 깨끗한 피부와 완벽한 기능을 갖춘 몸으로 태어나는 것일까? 참으로 이해할 수 없는 일이 아닌가. 이 점을 이해하지 못하면 노화의 비밀을 풀어 해답을 얻을 수 없다.

이제부터 그 비밀을 하나하나 살펴보자.

현대의학은 "인간은 살아가면서 내적 · 외적 요인으로 유전자 발현이 바뀌고 누적된 유전자 발현의 변화가 노화로 나타난다"라고 말한다.

여기서 말하는 '유전자 발현'이란 곧 '유전자 작동'을 의미한다. 우리 몸의 모든 기능은 유전자 명령으로 작동하는데 이처럼 유전자가 몸에 명령하는 것을 유전자 발현 또는 유전자 작동이라고 말한다. 유전자 작동 원리 및 의미는 나중에 좀 더 상세히 설명하겠다.

일단 지금은 노화는 나이 들거나 세월이 흐르는 것과 관계없이 살아가면서 겪는 내적 · 외적 요인으로 유전자 발현이 바뀌어 나타난다는 점만 기억하면 된다.

이 사실은 일란성 쌍둥이의 노화 과정에도 잘 나타난다. 일란성 쌍둥이란 하나의 수정란이 분열함으로써 두 개로 나뉘어져 태어나는 쌍둥이를 말한다. 따라서 일란성 쌍둥이의 유전자는 완벽하게 똑같다. 모습도 성격도 행동도 거의 똑같은 이유가 여기에 있다. 만약 노화가 전적으로 유전자의 지배를 받는다면 일란성 쌍둥이는 노화가 똑같이 일어나야 마땅하다. 그렇지만 아래의 사진을 보면 일란성 쌍둥이의 노화가 다르게 진행되었다는 것을 알 수 있다.

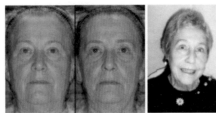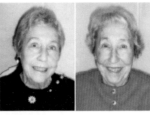

〈그림 1〉 일란성 쌍둥이의 노화 비교

〈그림 1〉을 보면 첫 번째 일란성 쌍둥이는 노화가 거의 비슷하게 진행되었지만, 두 번째 일란성 쌍둥이는 왼쪽에 있는 사람이 좀 더 늙었음을 알 수 있다. 이 사실이 말해주는 것은 아무리 유전자가 동일하더라도 어떤 환경에서 어떤 음식을 먹으며 어떻게 생활했느냐에 따라 노화의 진행 속도가 달라질 수 있다는 점이다.

다시 말해 노화는 유전적 요인이 아니라 후천적 삶의 환경에 따라 유전자 발현이 바뀌고, 그러한 발현의 변화는 노화 진행 속도에 영향을 미친다. 그렇다면 환경에 따라 유전자 발현이 어떻게 바뀌는지 밝힐 경우 노화 조절 방법도 찾을 수 있지 않을까? 이러한 의문에 착안한 현대의학은 결국 노화의 근본 원인을 찾아냈다. 노화의 원인이 시간의 흐름이 아니라 유전자 발현에 있다는 것과 그 발현을 조절하는 방법을 찾아낸 것이다.

이제 노화에 대한 기존 상식은 완전히 무너졌고 이는 노화의 패러다임까지 바꿔놓고 있다. 이제 막 태어난 아기들은 유전자 발현을 잘 유지할 경우 나이를 먹더라도 당신처럼 늙지 않을 수 있다. 당신 역시 지금부터 유전자 발현을 잘 조절하면 노화 진행을 현저하게 지연하는 것을 넘어 보다 젊어질 수 있다.

CHAPTER 02
유전자란 무엇인가

유전자 발현 정보는 더 이상 전문가들의 전유물이 아니다. 오히려 그것은 이제 상식이 되어가고 있다. 물론 개중에는 유전자 발현이라는 말이 낯설게 느껴지는 사람도 있을 것이다. 이는 유전자 분야가 어렵고 전문적인 지식이라는 선입견으로 인해 흘려들었거나 그다지 관심을 두지 않았기 때문이다.

유전자 분야는 정말로 어렵고 까다로운 분야일까? 한번 생각해보자.

우리 몸의 모든 조직은 세포로 이루어져 있다. 알고 있다시피 세포는 신체 기능을 유지해주는 가장 기본적인 단위다. 세포 안에서는 우리의 생명을 유지하기 위한 여러 가지 일이 일어난다. 인체의 각 부분을 구성하는 세포는 각자 자기 역할을 성실히 수행하며 건강을 유지하고 있다. 가령 면역물질을 만들어 각종 세균으로부터 우리 몸을 보호하고 에너지를 만들어 우리가 활동하게 해준다. 또한 수명이 다한 세포는 죽이고 새로운 세포를 만들어 그 세포를 대체한다. 몸속에 들어온 독소를 해독하는 것도 세포의 역할이다. 나아가 생각하고 말하고 감정을 느끼는 모든 생리적 작용이 세포 단위에서 일어난다.

과거에 과학자들은 세포 구조를 관찰하기 위해 현미경을 사용했다. 하지만 현미경을 사용해도 세포 구조를 명확히 구별할 수 없어 보다 뚜렷한 관찰을 위해 세포를 특수한 염료로 착색했다. 그러던 중 세포의 맨 안쪽에 있는 세포핵 속에 유난히 염색이 잘 이뤄져 뚜렷이 드러나는 개체가 있음을 발견했다. 당시 이 개체가 무엇인지 정확히 알지 못한 과학자들은 그냥 염색이 잘되는 개체라는 의미로 '염색체'라고 이름을 붙였다.

이 염색체가 부모에게 받은 유전적 형질을 나타내는 유전자라는 것을 알아챈 것은 그로부터 25년이 흐른 뒤였다. 그리고 과학자들이 유전자 구조를 밝혀낸 것은 그로부터 거의 100년이 흐른 다음이었다.

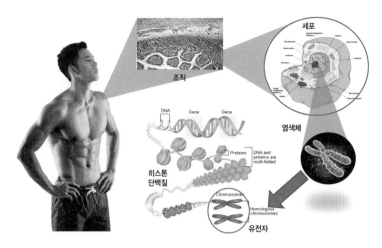

〈그림 2〉 세포 구조와 유전자

염색체로 불리던 유전자의 구조를 밝혀내기까지는 오랜 시간이 필요했지만, 다행히 10년간에 걸친 '지놈 프로젝트' 덕분에 2003년 인간 유전자 해독이 이뤄졌다. 이후 유전자와 관련된 기술은 상상을 초월할 정도로 빠르게 진화하고 있다.

약간 골치가 아플 수도 있지만 상식을 넓히는 차원에서 유전자 이야기를 좀 더 살펴보자. 물론 이 내용은 유전자 발현을 이해하는 것과 그다지 상관이 없으므로 관심이 없으면 그냥 넘어가도 된다.

세포의 세포핵 안쪽에 위치한 유전자는 세포에서 일어나는 모든 생리적 작용에 관여하며 그 생명활동은 유전자에 프로그램된 내용에 따라 진행된다. 유전자는 아데닌, 구아닌, 시토신, 티민이라 불리는 네 가지의 염기가 쌍으로 결합되어 있으며 인간의 유전자는 약 30억 개의 염기쌍으로 이뤄져 있다. 이 30억 개의 염기쌍이 어떻게 배열되어 있느냐에 따라 인간의 유전적 특징과 생리적 작용이 바뀐다. 다시 말해 네 가지 염기 서열이 유전자의 프로그램이다.

컴퓨터는 0과 1 두 개의 숫자로 모든 프로그램이 작동한다. 유전자는 네 개의 염기배열에 따라 프로그램이 작동하며 30억 개의 유전자 배열만으로도 복잡하고 섬세한 생명활동이 가능하다. 한마디로 상상하기 힘들 만큼 다양한 창조적 능력이 가능해진다. 만일 인간의 유전자가 0과 1 두 개의 숫자로 이루어진 컴퓨터 프로그램처럼 작동해야 한다면 현존하는 최고 성능의 슈퍼컴퓨터를 100층 높이 건물에 꽉 채워도 인간이 할 수 있는 모든 기능의 1퍼센트도 따라 할 수 없다.

얼마 전 컴퓨터 프로그램 알파고가 인간이 만든 게임 중 가장 복잡하다는 바둑에 도전했다. 이세돌 9단이 인간을 대표해 홀로 외롭게 싸우는 모습을 보고 안쓰러워한 사람도 있었겠지만, 다른 한편으로 생각보다 엄청난 능력을 자랑하는 알파고의 위력에 놀란 사람도 많았으리라. 곧 컴퓨터가 인간을 따라잡는 것은 아닌가 하고 불안해하는 사람이 있을지도 모른다.

그렇다면 바둑이라는 단 하나의 게임에서 인간을 이기기 위해

동원된 슈퍼컴퓨터가 무려 2,000대에 달한다는 것을 알고 있는가. 인간의 유전자 프로그램은 그 정도로 복잡하고 대단하다. 2,000대의 초고속 계산 능력을 갖춘 슈퍼컴퓨터와 대결해 1승을 거둔 이세돌은 인간의 위대함을 다시 한 번 보여준 대표적인 사례다.

30억 개의 염기쌍으로 이루어진 유전자의 길이는 약 2미터에 달한다. 그렇게 긴 유전자 사슬이 좁디좁은 세포 속에, 그것도 세포핵 속에 담겨 있는 것이다. 물론 2미터라는 길이가 그리 길게 느껴지지 않을 수도 있다. 그러나 세포핵의 크기를 테니스공만큼 확대하면 얘기가 달라진다. 세포핵을 그 정도로 확대했을 때 유전자의 길이는 약 3,200킬로미터로 늘어난다. 머릿속으로 3,200킬로미터 길이의 실을 테니스공 안에 밀어 넣는다고 상상해보자. 아무리 현대 과학이 발달했더라도 그건 쉽지 않은 일이다.

이처럼 긴 유전자 사슬이 무질서하게 세포핵 속에 담겨 있을 때 유전자 프로그램이 제대로 작동할까? 엄청난 길이의 유전자가 뭉치고 꼬여 있을 경우 유전자 프로그램을 온전히 읽어내기란 불가능할 것이다. 그래서 유전자는 '히스톤 단백질'이라는 얇은 판상 단백질에 두 바퀴씩 가지런히 감겨 있다. 그 모습을 도식적으로 그려보면 마치 스프링처럼 보인다.

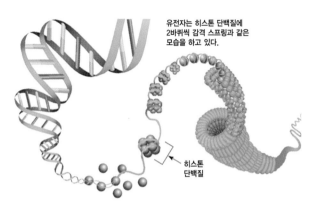

유전자는 히스톤 단백질에
2바퀴씩 감격 스프링과 같은
모습을 하고 있다.

히스톤
단백질

〈그림 3〉 히스톤 단백질에 감겨 있는 유전자의 모습

이제 유전자가 세포의 어디에 위치해 있고 어떤 구조로 이뤄져
있는지 어느 정도 이해가 갈 것이다. 여기서 히스톤 단백질에 감긴
유전자의 모습은 유전자 발현을 이해하는 데 매우 중요한 부분이
므로 유심히 봐두길 바란다(나중에 다시 한 번 설명하겠다).

CHAPTER 03

유전자 조작과 변형

유전자 관련 기술이 발전하면 우리는 지금까지 불치병이나 난치병으로 분류해온 유전병을 치유하는 것은 물론, 더 이상 그 질병을 후손에게 물려주지 않을 수 있다. 세포 자살을 유도하는 유전자가 망가져 발병하는 암도 유전자 치료 기술이 발달하면 완전한 극복이 가능하다(암은 세포가 어느 정도 살면 죽도록 유도하는 세포 자살 유전자에 이상이 생기면서 세포가 죽지 않고 무한 증식해 발생하는 질병이다).

특히 줄기세포 기술은 가장 기대를 받고 있는 유전공학 분야다.

난자와 정자가 만나 수정란이 세포 분열을 계속하면 표면이 오톨도톨해지는데 그 모습이 마치 뽕나무 열매처럼 생겼다고 해서 '상실배'라고 부른다. 이 상실배를 쪼개면 그 안에 세포 덩어리가 보이는데 이것을 줄기세포라고 한다.

줄기세포는 아직 어떤 기관으로 분화할지 결정되지 않은 세포로 피부에 이식하면 피부세포가 되고, 간에 이식하면 간세포가 된다. 따라서 조직이 완전히 망가져 회생이 불가능한 조직을 재생 치료하는 데 도움을 줄 것으로 기대를 받고 있다. 이처럼 유전공학은 인류가 지금까지 해결하지 못한 각종 질병을 치료하도록 해줄 중요한 기술이다.

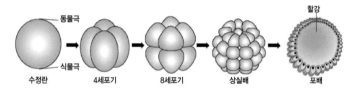

〈그림 4〉 수정란의 분할 과정

물론 한편에서는 유전공학 발달이 인류에게 미칠 영향을 두고 우려의 목소리를 내기도 한다. 유전공학 발달에 따라 생명체의 유전자 코드를 임의로 바꾸려 시도하는 경우가 있기 때문이다. 생명체의 유전자 코드를 바꾸면 완전히 다른 생명체가 탄생한다.

세상에 날개를 갖고 태어나는 인간은 없다. 즉, 인간 유전자 코드에는 날개를 생성하는 정보가 없다. 그렇지만 닭의 유전자에서 날개를 생성하는 유전자 코드를 잘라 인간의 유전자에 이식하면 인간도 날개를 가질 수 있다. 그것도 당대에 즉시 유전자 프로그램이 작동한다. 만약 누군가가 닭의 날개를 생성해주는 유전자를 이식받는다면 그 사람은 얼마 지나지 않아 등 뒤가 간질간질해지면서 날개가 나오기 시작할 것이다.

날개를 가진 인간은 세상에 존재하던 생명체가 아니다. 다시 말해 그런 인간은 전혀 새로운 생명체의 창조다. 사람이 날개를 파닥거리며 다니는 모습은 상상만으로도 낯설지만 그것을 긍정적으로 여기는 사람이 있을지도 모른다. 만약 누군가가 그 사람과 결혼해 아기를 낳는다면 그 아기는 태어날 때부터 날개를 갖는다.

이처럼 조작한 유전자는 유전된다. 앞으로 인구가 폭발적으로 늘어나 사람들이 살 땅이 부족해지면 인간은 거주지로 바다 속을 선택할지도 모른다. 인간의 몸으로 바다 속에서 사는 것은 당연히 불가능하다. 인간이 바다 속에서 육지처럼 활동하며 살려면 물고기 유전자를 이식받아 물고기의 아가미를 닮은 기관을 갖춰야 한다. 그런 사람은 물속에서 숨을 쉬고 사는 데 전혀 불편함이 없다. 그들의 후손은 아가미를 갖고 태어나므로 먼 미래에는 새로운 인간 종족이 물속에서 번성할지도 모른다.

이같이 유전자 조작은 당대뿐 아니라 후손에게도 영향을 주므로 매우 신중해야 한다. 그럼에도 불구하고 인간의 끝없는 욕망은 다양한 분야에서 유전자 조작을 시도하고 있다.

예를 들어 인간이 키우는 곡물 중 가장 생산량이 많고 전 세계적으로 널리 이용하는 대표적인 작물이 옥수수다. 옥수수는 사람이 먹기도 하지만 대부분 동물 사료로 쓰이며 최근에는 옥수수를 발효해서 얻은 알코올을 휘발유 대체 에너지로 이용하고 있다. 특히 미국에서는 휘발유에 옥수수 알코올을 10~30퍼센트 섞어 자동차 연료로 쓰고 있다.

결국 폭발적으로 증가하는 옥수수 수요를 감당하기 위해 과학자들은 유전자 조작으로 병충해와 기후 조건에 강하고 별도로 관리하지 않아도 수확량이 획기적으로 늘어나는 옥수수를 개발했다. 이러한 옥수수는 주로 동물의 사료로 쓰인다. 인간이 직접 섭취하지 않으므로 별로 위험하지 않다는 것이 그들의 주장이지만, 유전자를 조작한 옥수수는 단 한 번도 지구상에 존재하지 않던 곡물이다. 따라서 이런 옥수수로 만든 사료를 먹은 가축의 유전자에 어떤 변화가 일어날지는 아무도 모른다.

실은 유전자 조작 옥수수로 만든 사료를 먹은 가축을 결국 사람이 먹으므로 인간 유전자에도 영향을 줄 수밖에 없다. 더 심각한 것은 유전자 조작 옥수수의 꽃가루가 날아다니면서 정상적인 옥수수 유전자에 영향을 줌으로써 변형을 일으킨다는 점이다. 실제로 세상에서 가장 많은 옥수수 종자를 재배하는 멕시코의 옥수수를 조사하자 약 80퍼센트의 옥수수가 이미 오염된 것으로 나타났다. 이러한 유전자 조작 작물은 앞으로 인류 건강에 커다란 재앙으로 다가올 수도 있다.

옥수수의 유전자 조작은 겨우 시작에 불과하다. 자신의 재산이 얼마나 되는지 헤아리기조차 힘든 갑부들이 그 많은 재산을 놔두고 죽고 싶겠는가? 또 세상에서 가장 아름답다고 자부하는 미인들이 늙고 싶겠는가? 그들은 아무리 많은 돈이 들더라도 수명을 연장하고 젊음을 유지할 수만 있다면 어떤 방법이든 결코 마다하지 않는다. 어쩌면 그들은 지금 이 순간에도 비밀리에 수명과 젊음을 연장할 유전자 연구에 많은 돈을 쓰고 있을지도 모른다.

젊게 오래 사는 것은 모든 인류의 바람이지만 그것이 꼭 긍정적인 것만은 아니다. 히틀러가 지금까지 살아 있고 앞으로 500년 뒤에도 김정은이 북한을 통치한다고 생각해보라. 상상만 해도 끔찍한 일이 아닌가.

얘기가 나온 김에 좀 더 나아가보자. 유전공학의 혜택으로 일반인이 500년 정도 산다면 어찌될까? 우선 지금 같이 살고 있는 남편이나 아내와 앞으로 450년 정도를 더 살아야 한다. 아무리 금슬이 좋은 부부라도 그 정도면 지겹지 않을까? 지금의 시부모와 앞으로 400년을 더 살아야 하는 며느리의 마음은 어떨까?

이제 또 다른 측면으로 보다 심각한 생각을 해보자. 대졸자가 열심히 노력해서 대기업의 정규직 사원으로 입사했다고 해보자. 분명 축하할 일인데 진급을 하려면 과장이나 부장이 퇴직하기까지 기다려야 한다. 만약 수명이 길어져 정년퇴직이 삼백 살로 늘어난다면? 그 대졸자는 대체 언제 평사원 신세를 면할 수 있을까?

이런 상상을 하다 보면 오히려 사람은 적당히 살다가 가는 것이 미덕이라는 생각이 든다. 노인으로 넘쳐나는 지구촌을 한번 상상해보라. 아마도 세상은 마치 몸속에 암세포가 생긴 것처럼 아수라장으로 변하고 말 것이다.

여하튼 유전자 조작은 세상에 존재하지 않는 생명체를 창조하는 것을 말하며 이는 인류를 큰 혼란 속에 빠뜨리는 것을 넘어 결국 멸망에 이르게 할지도 모른다.

그렇다면 유전자 발현 또는 유전자 변형이란 무엇을 뜻하는 것일까?

유전자는 유전자 코드의 변화 없이, 다시 말해 유전자 조작 없이도 수시로 작동이 변한다. 예를 들어 사과 한 쪽을 먹고 30분 후 유전자를 검사하면 유전자 작동이 변해 있음을 확인할 수 있다. 그만큼 유전자 작동 변화는 아주 빠르게 일어난다.

만일 여러분이 북극에 가서 산다면 어떨까? 아마 너무 추워서 살기가 힘들 것이다. 그러나 북극에서 몇 개월 혹은 몇 년을 살다 보면 그럭저럭 살 만해진다. 반대로 북극에서 살던 사람이 한국으로 오면 추운 겨울에도 덥다고 느낄 수 있다. 물론 그 사람도 한국에 오래 머물면 한국의 기후에 적응해 우리와 마찬가지로 추위를 느낀다. 이처럼 우리 몸이 변화하는 것을 두고 우리는 환경에 적응했다고 말한다. 그런데 최근의 유전자 연구에 따르면 환경 변화에 적응하는 것은 세포 속 유전자의 작동이 기후에 맞게 변화했기 때문인 것으로 밝혀졌다. 이를 유전공학에서는 "유전자 발현이 바뀌었다"라고 표현한다.

　최근 외래어종의 유입으로 국내 수상 생태계가 교란되는 심각한 환경문제가 발생하고 있다. 그 중에서도 대표적인 것이 배스나 블루길과 같은 육식 외래어종의 유입이다. 이들 어종은 우리나라 수상 생태계에 천적이 없어서 먹이 사슬의 최상위에 위치하면서 각종 토종 어류를 닥치는 대로 먹어 치워 각종 어류가 멸종이 될 것이라는 우려를 낳고 있다. 그렇다면 토종 어류들은 이대로 멸종하고 말까? 전혀 그렇지 않다. 그들의 유전자는 재빠르게 이런 환경의 변화를 인지하고 배스에게 잡아 먹히지 않을 만큼 몸집을 키워 멸종으로부터 종족을 지키고 있다.(그림 5. 참조)

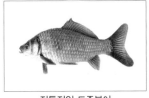
전통적인 토종붕어

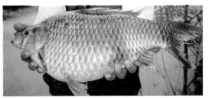
환경에 적응하여 몸집을 불린 토종붕어

〈그림 5〉 유전자의 환경 적응 사례

　이처럼 유전자는 환경 변화에 적응하기 위해 민감하게 반응하고 기후뿐 아니라 우리가 먹는 음식, 생활습관, 성격, 생활환경 등 많은 것에 즉각 반응한다. 이러한 형태의 유전자 발현 변화는 당대에만 나타나고 후대에 유전되지는 않는다. 따라서 앞에서 언급했던 것 처럼 유전자 발현의 변화로 나타난 부모의 노화가 새로 태어나는 아기에게는 유전되지 않는다.

　　"노화가 유전되지 않는 것은 노화가 유전자 변형에 의해 나타나는 것임을 명확히 증명해 주는 것이다."

유전자 조작	유전자 변형
– 유전자 배열이 바뀜 – 세상에 없는 생물 창조 – 결과가 유전됨	– 유전자 배열이 불변 – 환경, 식생활에 의해 　수시로 변형이 일어남 – 결과가 유전 안됨

〈표 1〉 유전자 조작과 변형의 차이

이같이 유전자 조작과 유전자 변형은 완전히 다른 개념이다.

정리해서 말하면 유전자 조작은 사람이 필요에 따라 강제적으로 유전자를 조작해 세상에 없는 새로운 생명체를 만들어내는 일이다. 반면 유전자 변형은 생명체가 환경에 적응하는 과정에서 자연적으로 일어나는 지극히 정상적인 진화 과정이다.

유전자가 환경에 적응할 때, 그 과정에서 자연스럽게 원치 않는 유전자 변형이 일어나는데 이런 불필요한 유전자 변형이 노화의 근본 원인이다. 따라서 환경에 적응하는 과정에 일어나는 불필요한 유전자 변형을 잘 조절하면 얼마든지 노화를 억제할 수 있다.

CHAPTER 04
유전자 스위치와 유전자 발현

2012년 4월 미국의 대표적인 시사주간지 〈타임TIME〉에 재미 있는 내용의 기사가 실렸다.

"당신의 유전자는 더 이상 당신의 운명이 아니다(Your DNA isn't Your Destiny)"

쉽게 말하면 부모에게 물려받은 유전적 요인으로 인해 내 머리 가 나쁘고 못생기고 건강하지 못하고 눈치가 없는 게 아니라는 뜻 이다. 이는 부모들에게는 희소식이고 자식들에게는 헛소리로 들릴 것이다. 이것이 사실이라면 더 이상 조상 탓은 못할 듯싶다.

〈타임〉에 실린 내용 중 일부를 발췌하면 이렇다.

"새로운 유전공학은 당신의 유전자 발현을 어떻게 바꿀지 선택하게 해줄 것이다. … 더 이상 자기 유전자의 희생양이 되지 마라."

이 같은 기사는 얼마든지 있다.

미국의 시사주간지 〈뉴스위크Newsweek〉에 '음식과 유전자'란 제목으로 실린 기사에 보면 이런 내용이 나온다.

"최신 유전공학은 어떤 영양소를 섭취하느냐에 따라 노화 속도가 달라진다는 것을 밝혀냈다."

지금까지 이 책을 쭉 읽어온 독자라면 이 말이 충분히 이해가 갈 것이다. 우리가 살아온 환경, 먹는 음식, 생활습관 등으로 유전자 발현이 바뀌고 그 변화가 당대에 나타나는 것이 사실이라면 지금 자신의 모습과 능력은 온전히 자신의 탓이다. 그 결과가 자신의 선택으로 만들어졌다는 점은 부정할 수 없는 사실이다.

"자기 운명은 자신이 결정한다"는 말은 예나 지금이나 진리다. 만약 부모에게 물려받은 유전자가 자신의 두뇌와 능력을 결정한다면 부모를 선택할 수 없는 자식의 입장에서 이는 얼마나 억울한 일인가.

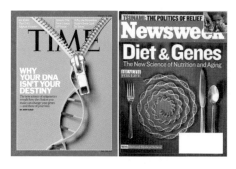

〈그림 6〉 후천적 유전자 발현에 관한 잡지 기사

이 부분을 잘 이해할 수 없다면 다음의 상황을 생각해보자.

조선시대에는 부모가 양반이면 못났어도 자식도 양반이고, 부모가 천민이면 아무리 잘났어도 자식은 그저 천민일 뿐이었다. 천민은 절대 양반이 될 수 없는 사회적 계급이 존재하는 한 개인의 능력과 노력은 아무런 의미가 없다. 그냥 자신의 운명을 탓하며 살아가는 것 외에 다른 도리가 없다.

하지만 지금은 다르다. 가진 것 없는 부모에게 태어났어도 스스로의 노력으로 성공해 원하는 바를 이룰 수 있다. 오히려 부모에게 물려받은 것이 없는 사람이 자수성가해 크게 성공하는 경우가 더 많다. 이들이야말로 스스로 운명을 개척한 사례가 아닌가.

이 같은 일이 유전자 차원에서도 일어나고 있다.

모델을 꿈꾸는 두 명의 10대가 있었는데, 두 사람 모두 부모의 키가 작아 꿈을 실현할 수 있을지 고민했다. 그중 한 명은 부모에게 물려받은 유전자는 어찌할 수 없다는 생각으로 일찌감치 꿈을 접고 평생 부모를 원망하며 살았다. 다른 한 명은 키가 크는 방법을 찾아내 운동을 하고 식사도 조절하면서 영양을 풍부히 섭취했다. 후자의 10대는 과연 키가 컸을까? 믿기 어렵겠지만 분명 키가 컸다. 식습관이나 운동, 환경, 열정은 계속 키가 크도록 유전자 발현을 바꿔주기 때문이다.

요즘에는 자녀의 키에 관심을 기울이는 부모가 아주 많다. 다소 샛길이 될 수도 있지만 그러한 관심을 반영해 잠시 아이들의 키에 관한 이야기를 해보자.

아래의 공식은 유전적으로 물려받은 키를 계산하는 통계적인 방법이다. 이 공식을 적용하면 자신이나 자녀의 키가 얼마나 클지 예측할 수 있다.

남자 신장 = (부친 신장 + 모친 신장) × 1.08 / 2
여자 신장 = (부친 신장 × 0.923 + 모친 신장) / 2

이 공식은 통계적인 수치로 약 80퍼센트의 정확도를 보인다. 때로는 2대 유전(유전자 발현이 자식대가 아니라 손자대에 나타나는 유전)이 나타날 수 있으므로 잘 맞지 않는다면 할아버지나 할머니의 키에 대입해보라.

이 공식으로 계산한 유전적 키에서 10센티미터 정도 더 크는 것은 상식적인 영양섭취와 운동만으로도 가능하다. 일반적으로 칼슘ㆍ아연ㆍ단백질을 충분히 섭취하고 관절과 뼈를 자극하는 줄넘기, 점프 운동(가령 배구나 농구) 등을 꾸준히 하면서 성장호르몬이 왕성하게 분비되는 밤 12시로부터 최소 두 시간 전에 잠을 청해 7~8시간 숙면을 취하면 된다.

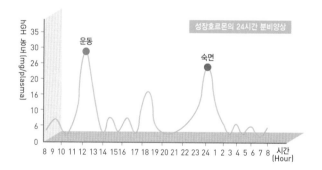

〈그림 7〉 시간대별 성장호르몬 분비량

이 방법대로 꾸준히 노력하면 유전적으로 물려받은 유전 정보와 관계없이 키가 크도록 명령을 내리는 유전자가 지속적으로 발현하면서 성장호르몬을 분비해 계속 키가 큰다.

다시 본론으로 돌아와 후천적인 유전자 발현과 관련된 또 하나의 사례를 살펴보겠다. 미국에서 최고의 시청률을 자랑하는 유명한 건강 관련 프로그램 〈닥터 오즈 쇼 The Dr. Oz Show〉는 2012년 유전자 발현과 관련해 다음과 같이 언급했다.

"유전적 작용의 80퍼센트는 당신이 갖고 태어난 유전자 정보가 아니라 '유전자 스위치'가 결정한다. 이 유전자 스위치는 유전자 작동을 바꾸는데 이를 유전자 발현이라고 부른다."

유전자 스위치와 유전자 발현은 비슷한 개념이다. 따라서 유전자 발현을 이해하면 유전자 스위치는 저절로 이해할 수 있다.

유전자 발현이나 유전자 스위치 개념은 외국과 마찬가지로 우리나라 매스컴에서도 종종 다루고 있다. 들어본 적이 없다고? 아마 관심이 없었거나 그것이 무엇을 뜻하는지 잘 몰라서 그냥 지나쳤을 것이다. 지금부터라도 유전자 발현과 유전자 스위치에 관심을 기울여보자. 그러면 매스컴과 인터넷에서 이들 정보를 의외로 많이 다루고 있다는 것을 알게 되리라.

다음의 그림은 YTN 사이언스 채널에서 2014년에 방송한 내용을 캡처한 것이다.

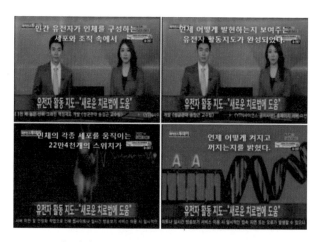

〈그림 8〉 유전자 발현과 유전자 스위치에 관한 보도

유전자 발현과 유전자 스위치 개념은 결코 특별한 것이 아니다. 그럼에도 불구하고 내가 들어보지 못한 개념이라고 해서 허황된 이야기로 치부하거나 믿지 않으면 정보화 사회의 낙오자로 전락하고 말 것이다.

그러면 이제부터 유전자 스위치가 무엇을 의미하는지, 유전자 발현이 바뀐다는 것은 어떤 뜻인지를 유전자 차원에서 알아보자.

CHAPTER 05

유전자 스위치와 발현의 원리

유전자 발현을 이해하려면 제2장에서 설명한 유전자 구조를 다시 상기해야 한다. 혹시 제2장의 내용을 읽지 않고 넘어온 독자가 있더라도 다음의 내용만큼은 꼭 이해해주길 바란다.

30억 개의 염기쌍으로 이루어진 유전자는 긴 실 뭉치 같은 형태로 이루어져 있다. 이렇게 긴 실 뭉치를 작은 세포핵 속에 억지로 구겨 넣으면 유전자가 꼬이고 뭉쳐서 제 기능을 발휘할 수 없다. 그래서 유전자는 '히스톤'이라 불리는 단백질에 두 바퀴씩 가지런히 감겨 있다. 스프링을 연상하면 이 모습을 이해하기가 쉬울 것이다.

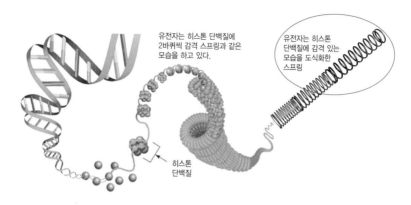

유전자는 히스톤 단백질에 2바퀴씩 감격 스프링과 같은 모습을 하고 있다.

유전자는 히스톤 단백질에 감격 있는 모습을 도식화한 스프링

히스톤 단백질

〈그림 9〉 히스톤 단백질에 감겨 있는 유전자의 모습

알고 있다시피 스프링은 힘을 가하거나 누르면 길이가 짧아졌다 길어졌다 하면서 길이가 변한다. 같은 이치로 유전자도 '히스톤 단백질' 간의 거리가 멀어졌다 가까워졌다 할 수 있다. 이때 신비롭게도 히스톤 단백질 간의 거리에 따라 유전자의 발현 강도가 달라진다. 이해하기 어려우면 아래의 그림을 보자.

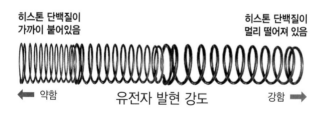

히스톤 단백질이 가까이 붙어있음

히스톤 단백질이 멀리 떨어져 있음

◀ 약함   유전자 발현 강도   강함 ▶

〈그림 10〉 히스톤 단백질 간의 거리에 따른 유전자 발현 강도

이해를 돕기 위해 예를 들어 보겠다.

인간의 유전자에는 까만 머리카락이 나오게 하는 유전 정보가 있다. 이 유전 정보가 담긴 부분의 히스톤 단백질 거리가 넓으면 유전자의 작동이 강해져 머리카락 색깔이 까맣지만, 거리가 줄어들면 유전자 작동이 약해져 머리카락 색깔이 갈색으로 바뀐다. 여기에서 거리가 더 줄어들면 금발이 된다. 만일 거리가 완전히 줄어들어 히스톤 단백질이 서로 달라붙으면 어떤 일이 벌어질까?

눈치 빠른 독자라면 이미 답을 알아챘을 것이다. 히스톤 단백질이 서로 달라붙어 간격이 완전히 없어지면 더 이상 머리카락 색깔을 나타내는 유전 정보를 읽지 못해 백발이 된다. 이런 상태를 "유전자 스위치가 꺼졌다"라고 표현한다.

만약 머리카락 색깔을 결정하는 유전자의 히스톤 단백질 간 거리를 마음대로 조절하는 기술을 개발한다면 염색하지 않아도 원하는 대로 머리카락 색깔을 바꿀 수 있을 것이다. 지금은 미용실에 가서 갈색으로 머리를 염색해도 시간이 흐르면 본래의 색깔인 까만색이 아랫부분에 올라온다. 하지만 유전자 발현을 조절해 머리카락 색깔을 바꾸는 기술을 이용하면 머리카락 색이 아예 원하는 색으로 바뀌어 나온다. 이 경우 지금처럼 시간이 지나면 염색한 부분은 갈

색이고 새로 난 머리카락은 까만 일은 생기지 않는다.

머지않은 미래에 갈색 머리카락을 원하면 갈색 3호 염색약을 먹고, 금발을 원하면 금발 2호 염색약을 먹는 기술이 일반화할 수도 있다. 그러면 지금처럼 미용실에 예약을 하거나 염색약을 바르고 오래 기다릴 필요 없이 마음대로 머리카락 색을 바꿀 수 있다. 물론 주기적으로 염색을 하는 불편함도 사라진다. 머리카락 색을 결정하는 유전자 발현이 바뀌면서 머리카락 색깔 자체가 원하는 색으로 자라기 때문이다.

히스톤 단백질 간의 거리가 달라져 유전자 작동이 바뀌는 것을 유전자 발현이라고 부른다. 히스톤 단백질이 완전히 달라붙어 더 이상 유전 정보를 읽을 수 없는 상태를 "유전자 스위치가 꺼졌다"라고 말한다.

백발이 되었다고 해서 머리카락을 까맣게 만들라고 명령하는 유전자가 없어진 것은 아니다. 단지 유전자 스위치가 꺼졌을 뿐이다. 젊어서 까맣던 머리카락 색깔이 세월이 흘러 하얗게 변하는 것은 늙어서가 아니라, 머리카락의 색깔을 까맣게 만들도록 명령하던 유전자 스위치가 꺼졌기 때문이다. 머리카락이 백발로 변한 할

아버지도 머리카락 색깔을 결정하는 유전자 스위치를 다시 켜주면 다시 까만 머리카락이 나온다.

노화란 세월의 흐름과 함께 저절로 일어나는 현상이 아니다. 그것은 태어날 때 세팅된 히스톤 단백질 간의 거리가 시간이 지나면서 제멋대로 달라져 발생한 유전자 발현의 변화가 누적된 결과다.

새로 산 피아노는 음계가 정확하기 때문에 악보에 따라 연주하면 아름다운 선율을 만들어낸다. 하지만 오랫동안 피아노를 사용하면 피아노 줄에 변형이 일어나면서 부정확한 음을 내고 아무리 아름다운 곡을 연주해도 듣기 싫은 불협화음이 들려온다. 유전자 발현도 이와 같아 시간이 흐르면 본래의 유전자 작동과 다른 명령을 내리는데 그 결과가 바로 노화다.

아무리 피아노 줄에 변형이 일어나도 다시 조율하면 본래의 아름다운 선율이 흘러나온다. 마찬가지로 변형이 일어난 유전자 발현도 건전한 생활과 적절한 영양소 섭취로 젊게 리셋할 수 있으며 실제로 그런 기술이 존재한다. 그 기술이 바로 '에이지락'이다.

에이지락은 변형이 일어난 유전자 발현을 태어날 때의 상태로 되돌려주는 기술이다. 이는 노화 방지 기술의 혁명이자 아름다움과 젊음 그리고 건강을 죽을 때까지 유지하고 싶어 하는 인간의 바람을 가능케 해주는 현대판 불로초다.

이제 유전자 발현과 유전자 스위치가 꺼지고 켜진다는 것의 의미를 어느 정도 이해했으리라 믿는다. 문제는 유전자가 감겨 있는 히스톤 단백질 간의 거리를 육안이나 현미경으로 관찰하는 것이 불가능하다는 데 있다. 이미 밝혔듯 아주 작은 세포핵 속에 무려 2미터에 달하는 유전자가 빼곡히 들어차 있기 때문이다. 그러면 히스톤 단백질 간의 거리가 멀어졌는지 가까워졌는지, 또한 리셋됐는지 아닌지 어떻게 확인할 수 있을까?

알고 있다시피 빛은 좁은 공간이나 틈을 지날 때 회절(파동이 입자가 갈 수 없는 영역으로 장애물을 피해 휘어져 도달하는 현상)한다. 어렵게 생각할 것 없이 단순히 무지개를 만들어내는 프리즘을 생각하면 간단하다. 유전자에 빛을 비추면 그 빛은 히스톤 단백질의 틈을 지나갈 때 회절하면서 프리즘을 지날 때와 마찬가지로 분산되어 무지개를 만든다. 간격이 넓은 히스톤 단백질 사이를 지나는 빛은 붉은

색으로 나타나고 간격이 좁아질수록 주황색, 노란색 등으로 변한다. 완전히 닫힌, 즉 유전자 스위치가 꺼진 부분을 지날 때는 짙은 청색을 띤다. 이를 '유전자 스펙트럼'이라고 부른다.

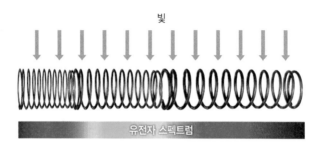

〈그림 11〉 유전자 스펙트럼

유전자 스펙트럼을 이용하면 유전자 중 어디의 스위치가 켜져 있고 꺼져 있는지, 어느 유전자가 강하게 혹은 약하게 발현하는지 확인이 가능하다. 즉, 식생활 습관 개선이나 에이지락 기술로 유전자를 젊게 리셋하는 것이 가능한지 확인할 수 있다.

아래 그림은 젊은 사람과 나이 든 사람의 피부 중 동일한 위치의 유전자 스펙트럼을 비교한 것이다. 왼쪽은 쉰 살 여성의 피부 유전자 스펙트럼이고, 오른쪽은 스물다섯 살 여성의 것이다.

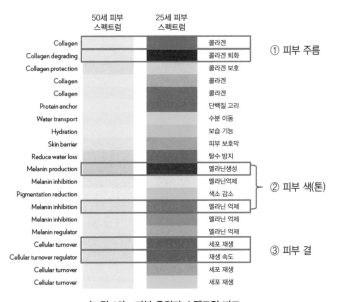

50세 피부 스펙트럼	25세 피부 스펙트럼		
Collagen		콜라겐	① 피부 주름
Collagen degrading		콜라겐 퇴화	
Collagen protection		콜라겐 보호	
Collagen		콜라겐	
Collagen		콜라겐	
Protein anchor		단백질 고리	
Water transport		수분 이동	
Hydration		보습 기능	
Skin barrier		피부 보호막	
Reduce water loss		탈수 방지	
Melanin production		멜라닌생성	
Melanin inhibition		멜라닌억제	② 피부 색(톤)
Pigmentation reduction		색소 감소	
Melanin inhibition		멜라닌 억제	
Melanin inhibition		멜라닌 억제	
Melanin regulator		멜라닌 억제	
Cellular turnover		세포 재생	③ 피부 결
Cellular turnover regulator		재생 속도	
Cellular turnover		세포 재생	
Cellular turnover		세포 재생	

〈그림 12〉 피부 유전자 스펙트럼 비교

①번 위치는 콜라겐과 관련된 유전자다. 잘 알려진 바대로 피부에 콜라겐이 풍부하면 탄력 있고 주름 없는 피부를 유지할 수 있지만, 반대로 피부에서 콜라겐이 빠져나가면 피부에 주름이 잡힌다. 쉰 살 피부의 경우 콜라겐을 만들라고 명령하는 유전자 부분의 히스톤 단백질 거리가 반쯤 줄어 있다(노란색). 이는 콜라겐을 만들라는 명령이 약해졌음을 의미한다. 반면 스물다섯 살 여성의 피부는 히스톤 단백질의 거리가 멀어 유전자 발현이 강하게 나타나고 있다(빨간색). 이에 따라 쉰 살 피부의 콜라겐 생성보다 스물다섯 살 피부의 콜라겐 생성이 더욱 왕성하게 일어난다.

②번 위치는 멜라닌 색소 생성과 관련된 유전자다. 우리 몸이 멜라닌 색소를 적게 생성하면 하얗고 깨끗한 피부를 유지하지만 많이 생성하면 칙칙하고 잡티가 많은 피부가 된다. 스물다섯 살 피부의 유전자를 보면 멜라닌 생성 유전자의 스위치는 꺼져 있고(파란색) 멜라닌 억제 유전자의 스위치는 켜져 있다(빨간색). 이에 따라 멜라닌 색소 생성이 억제되어 맑고 투명한 피부를 보인다. 반면 쉰살 여성의 피부는 멜라닌 색소 생성과 억제 유전자 스위치가 모두 반쯤 켜져 있다(노란색). 이 경우 멜라닌 색소 생성이 늘어나고 멜라닌 색소 생성 억제 능력이 약해져 피부 톤이 칙칙해지며 피부에 기미나 반점이 생긴다.

마지막으로 ③번 위치를 보자. 스물다섯 살 여성의 피부는 피부 재생과 재생 속도 유전자 스위치가 완전히 켜져 강하게 발현하고 있다(빨간색). 덕분에 피부 생성 속도도 빠르고 재생도 원활하게 이뤄진다. 그러나 쉰 살 여성의 피부는 이 유전자 스위치가 반쯤 꺼져 있어서(노란색) 피부 재생 속도가 느리고 피부 결이 거칠어진다.

이처럼 쉰 살 여성의 피부는 콜라겐 생성이 둔화되고 멜라닌 색소를 왕성하게 만들어 피부톤이 칙칙해지고, 기미가 생기며 세포 재생도 잘 이뤄지지 않아 스물다섯 살 여성의 피부보다 나빠진다. 만약 변형이 일어난 쉰 살 여성의 피부 유전자 발현을 스물다섯 살 여성처럼 리셋한다면 어떻게 될까? 한마디로 나이가 쉰 살일지라도 스물다섯 살과 같은 피부를 유지할 수 있다. 나아가 젊은 시절 피부에서 일어나는 유전자 발현을 그대로 유지하면 노화는 멈추고 오히려 더 젊어진다.

이제 노화는 세월이 흐르면 무조건 일어나는 것이 아니라는 점을 확실히 이해했을 것이다.

그래도 여전히 의문은 남는다. 에이지락 기술이 유전자 발현을 젊은 시절로 리셋한다고 했는데 과연 어떻게 유전자 발현을 리셋할 수 있는 것일까? 이 점을 과학적으로 증명하지 못하면 에이지락 기술은 허황된 소리로 그치고 말 것이다.

많은 과학자가 새로운 과학적 발견과 발명을 발표하는 과학 전문지 〈네이처Nature〉는 세계적으로 인정받는 권위 있는 잡지다. 과학자들은 〈네이처〉에 자신의 연구 결과가 실리기만 해도 세계적으로 명성을 얻는다. 그러한 〈네이처〉가 2006년 5월 11일 유전자 발현에 관한 최신 연구 결과를 발표했는데 그 내용은 다음과 같다.

"환경, 생활습관, 식습관 등으로 우리 몸에 만들어진 '메틸기'나 '아세틸기'가 유전자가 감겨 있는 히스톤 단백질에 들러붙으면 후천적으로 유전자 발현이 바뀐다."

이 말은 만약 우리 몸에서 메틸기와 아세틸기가 생성되지 않도록 억제하거나 이미 히스톤 단백질에 붙어버린 메틸기, 아세틸기를 떼어낼 수 있다면 유전자 발현이 바뀌지 않아 젊을 때의 기능을 그대로 발휘한다는 의미다.

다소 어렵게 들릴지도 모르지만 2011년 6월 9일 SBS에서 방송한 〈SBS 스페셜〉 프로그램의 내용을 보면 보다 쉽게 이해할 수 있을 것이다. SBS는 이 특집 방송을 통해 환경과 음식이 인간 유전자 발현에 어떤 영향을 미치고 또 어떻게 유전자를 리셋하는지 상세히 알려주었다. 그중 유전자 발현에 관한 일부 내용을 캡처했다.

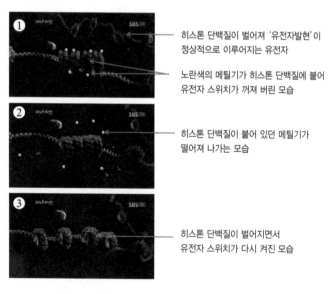

① 히스톤 단백질이 벌어져 '유전자발현'이 정상적으로 이루어지는 유전자

노란색의 메틸기가 히스톤 단백질에 붙어 유전자 스위치가 꺼져 버린 모습

② 히스톤 단백질이 붙어 있던 메틸기가 떨어져 나가는 모습

③ 히스톤 단백질이 벌어지면서 유전자 스위치가 다시 켜진 모습

〈그림 13〉 메틸기로 인해 유전자 스위치가 꺼지고 켜지는 모습

첫 번째 화면에서는 위쪽에 히스톤 단백질이 벌어져 정상적으로 작동하는 유전자의 모습이 보인다. 아래쪽에는 노란색의 메틸기가 유전자에 붙어 히스톤 단백질 간격이 완전히 좁아지면서 유전자 스위치가 꺼져버린 상태를 보여준다.

두 번째 화면은 붙어 있던 메틸기가 떨어져 나가는 모습이다. 세 번째 화면은 메틸기가 떨어져 나간 뒤 히스톤 단백질 사이가 벌어지면서 다시 유전자 스위치가 켜져 유전자가 정상적으로 작동하는 모습이다.

이같이 유전자 스위치를 끄고 켜서 유전자 발현에 변화를 주는 메틸기는 엽산에서 온다. 그렇다면 우리가 먹는 음식이 곧 유전자 스위치다.

CHAPTER 06
노화 관련 유전자

이제부터 노화 관련 유전자(YGCs)가 무엇이고 그것을 어떻게 발견했는지 이야기해볼까 한다. 다음의 내용은 이해하지 못해도 상관없다. 그냥 가볍게 훑어본다는 마음으로 읽기 바란다. 내용이 좀 까다로워 훌륭한 수면제 역할을 할 수도 있으므로 골치가 아프면 곧장 제7장으로 넘어가도 괜찮다.

우리 유전자에는 시간이 지나면서 반드시 스위치가 꺼지거나 켜져야 하는 것들도 있다. 예를 들어 어릴 때 나는 젖니는 열세 살 정도면 빠져버리고 영구치가 나온다. 젖니가 나오게 하는 유전자 스위치는 생후 6개월 정도부터 켜져 열세 살 이전에 꺼져야 하고, 영구치가 나오게 하는 유전자 스위치는 꺼져 있다가 열세 살 전후로 켜져야 한다.

키 성장에 관여하는 성장호르몬 분비 유전자와 성장판을 열어주는 유전자는 스물다섯 살 전후로 꺼진다. 만일 이 유전자들이 꺼지지 않으면 키가 무한히 큰다.

이처럼 우리 유전자에는 생체시계가 있어서 때가 되면 스위치를 켜거나 끈다. 어떤 유전자는 생체시계에 관계없이 항상 켜지거나 꺼져 있어야 한다. 가령 서른두 가지의 암 억제 유전자나 세포의 자살을 유도하는 유전자는 항상 켜져 있어야 한다. 반대로 암 유발 유전자는 늘 꺼져 있어야 암에 걸릴 확률이 낮아진다. 이러한 유전자 스위치를 우리가 임의로 *끄거나 켜면* 어떻게 될까?

노화를 막겠다고 유전자 스위치를 무분별하게 건드리면 오히려 큰 질병에 걸릴 수 있다. 따라서 노화와 연계된 유전자 스위치를 찾고 그 유전자를 선택적으로 리셋하는 것은 아주 어려운 기술이다. 다시 말해 결코 하루아침에 개발할 수 있는 기술이 아니다.

이제부터 노화 관련 유전자를 찾아낸 과정을 살펴보겠다.

미국의 퍼듀 대학은 약학, 분자생물학 분야에서 뛰어난 연구 실적을 자랑하는 대학으로 유명하다. 그 대학의 제임스 모레(James

Morre) 박사 부부는 식품의 영양이 노화에 미치는 영향을 연구하던 중 우연히 녹스(NOX)라는 단백질(효소)을 발견했다.

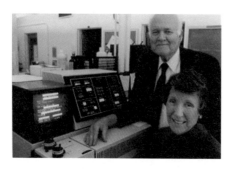

D. James Morre
약학, 분자 약물학 박사, 파듀대학교

Dorothy M. Morre
식품영양학 박사, 파듀대학교

〈그림 14〉 녹스(NOX) 단백질을 발견한 제임스 모레 박사 부부

제임스 모레 박사가 발견한 녹스 단백질은 세포의 외벽에서 생체시계처럼 꺼졌다 켜졌다 하며 24시간 주기로 활동한다. 그런데 흥미롭게도 이 단백질이 활동을 시작하면 피부의 활성산소 농도가 증가한다.

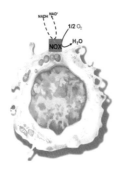

세포 외벽에 위치한 NOX 단백질

– 생체 시계처럼 작용
– 24시간 주기의 리듬
– 활발히 활동하면 활성산소가 증가

〈그림 15〉 녹스(NOX) 단백질의 발견

활성산소는 '프리 래디컬'이라 불리는 전자를 띤 산소 분자인데, 이것은 워낙 불안정하고 반응성이 강해 주변의 세포나 분자를 파괴하는 위력이 있다. 집에서 흔히 사용하는 산소계 표백제를 떠올리면 이해하기가 쉬울 것이다. 산소계 표백제는 분해되면서 프리 래디컬을 생성해 옷에 있는 얼룩과 기름때를 파괴하기 때문에 세제만 사용했을 때보다 훨씬 더 깨끗하게 세탁해준다.

이처럼 파괴력 강한 활성산소가 우리의 피부에 닿으면 피부세포가 파괴되고 피부세포 속 유전자에 손상이 일어난다. 피부의 활성산소 농도가 증가한다는 것은 곧 피부 손상이 촉진된다는 것을 의미한다.

제임스 모레 박사 부부는 오랜 연구 끝에 녹스 단백질의 농도와 노화가 관련이 있다는 사실을 알아냈고, 스탠퍼드 대학에서 이들의 연구 결과를 뒷받침하는 임상 결과를 발표하면서 세계 최초로 노화와 관련된 녹스 단백질이 세상에 알려졌다. 이후 녹스 단백질은 노화와 관련된 단백질이라는 의미에서 '노화관련 녹스 단백질(arNOX, Aging Related NOX)로 불리고 있다.'

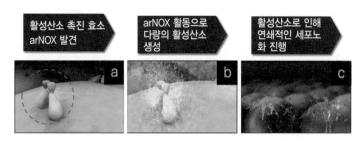

〈그림 15〉 arNOX가 활성화되면 피부 노화가 급격히 진행된다

스탠퍼드 의대 피부과에서 진행한 arNOX 관련 실험 결과에 따르면 피부 표면에 arNOX 효소 농도가 높을수록 7년 정도 더 늙어 보이고 반대로 농도가 낮을수록 7년 정도 더 젊어 보인다. 즉, 피부 표면에 있는 arNOX 효소 농도에 따라 최대 14년까지 피부 나이에 차이가 난다. 또한 나이가 들어갈수록 arNOX 효소의 활동이 왕성해지는 것으로 나타났다.

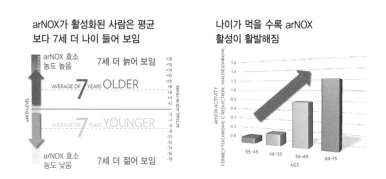

〈그림 16〉 스탠퍼드 의대 임상실험 결과

이제 왜 어떤 사람은 더 젊어 보이고 또 어떤 사람은 더 늙어 보이는지 이해가 갈 것이다. 동안이나 노안은 부모에게 물려받은 유전자가 아니라 피부에 있는 arNOX 농도에 달려 있다. 따라서 식생활이나 피부관리를 잘한 사람은 당연히 노화가 늦게 온다. 아무것도 바르지 않고 피부도 관리하지 않는데 피부가 좋다는 말은 거짓일 확률이 높다. 피부를 열심히 관리하지 않는 사람도 어떤 음식을 먹고 어떻게 생활하는가에 따라 피부 노화 속도가 달라진다.

동안인 사람은 피부나 식생활 관리에 남다른 노하우가 있게 마련이다. 만일 정말로 아무런 관심도 기울이지 않았는데 젊어 보인다면 이는 대대로 내려오는 그 집안의 생활습관이나 음식이 arNOX 농도를 낮추는 데 도움을 주었기 때문이다. 다시 말해 조상을 잘 만난 덕분이다. 별로 신경 쓰지 않는데도 피부가 좋은 사람은 조상님께 감사하며 살아야 한다.

arNOX 효소 농도에 따라 노화 속도에 차이가 생긴다면 바로 여기에 노화의 근본 원인을 밝힐 해답이 있지 않을까? 나아가 노화를 지연하거나 멈출 수 있지 않을까?

과학자들은 이 점에 착안해 활성산소를 만드는 데 중요한 역할을 하는 녹스 단백질이 어떤 이유로 활성산소 생성을 촉진하는지 집중적으로 연구했고 결국 녹스 단백질에서 특이 유전자 군을 찾아냈다. 이후의 연구에서 그들은 특이 유전자가 활성산소 생성만 촉진하는 것이 아니라 유전자 차원에서 일어나는 노화에 깊이 연관되어 있음을 알아냈다. 나아가 이 특이 유전자 안에서 특징적인 염기배열을 찾아냈다. 만일 어떤 유전자 스위치가 이 특징적인 염기배열을 포함하고 있다면 그것은 노화와 관련된 것이라는 의미다.

이 특이 유전자의 특징적인 염기배열은 노화 유전자를 찾아낼 수 있는 지표라는 의미에서 '노화 관련 특이 염기배열 지표' 또는 '에이알 슈퍼마커(arSuperMarker, Aging Related Super Marker)'라고 부른다. 다시 말해 에이알 슈퍼마커와 동일한 염기배열을 포함하는 유전자 군은 노화와 관련된 유전자다.

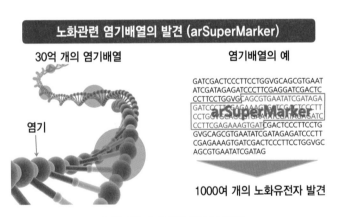

노화관련 염기배열의 발견 (arSuperMarker)

30억 개의 염기배열 　　　　염기배열의 예

GATCGACTCCCTTCCTGGVGCAGCGTGAAT
ATCGATAGAGATCCCTTCGAGGATCGACTC
CCTTCCTGGVGCAGCGTGAATATCGATAGA
GATCCCTTCGAGAAAGTGATCGACTCCCTT
CCTGGVGCAGCGTGAATATCGATAGAGATC
CCTTCGAGAAAGTGATCGACTCCCTTCCTG
GVGCAGCGTGAATATCGATAGAGATCCCTT
CGAGAAAGTGATCGACTCCCTTCCTGGVGC
AGCGTGAATATCGATAG

arSuperMarker

염기

1000여 개의 노화유전자 발견

〈그림 17〉 노화 관련 특이 염기배열

현재까지 에이알 슈퍼마커를 이용해 찾아낸 노화 관련 유전자는 약 1,000개에 이르며 노화와 관련된 이들 유전자를 '노화 관련 유전자 군(YGCs, Youth Gene Clusters)'이라고 부른다.

이론적으로 젊은 시절 노화 관련 유전자의 유전자 발현이 변형되지 않도록 잘 유지하면 노화는 더 이상 진행되지 않는다. 드디어 노화를 완전히 멈추거나 젊음을 되찾을 과학적인 방법에 대한 실마리를 찾은 셈이다.

과학자들은 노화 관련 유전자가 어디에 있는지 찾아냈다. 남은 것은 다음 질문에 대한 해답을 찾는 일이다. 노화 관련 유전자에 변형이 일어났을 때, 즉 노화 관련 유전자 발현에 변형이 일어났을 때 이것을 어떻게 리셋할 것인가? 이것만 해결하면 노화를 정복할 수 있다!

이해를 돕기 위해 지금까지 설명한 내용을 다시 한 번 정리하도록 하겠다.

우리 피부에 있는 녹스 단백질은 활성산소 분비를 촉진하기 때문에 이것의 농도가 높으면 노화가 빨리 온다. 이 녹스 단백질의 유전자에는 특이한 염기배열이 있는데 이 염기배열을 포함한 유전자 스위치는 노화와 관련이 있다. 이 유전자 스위치를 노화 관련 유전자 또는 YGCs라 부르며 이 유전자의 발현을 젊을 때처럼 리셋하면 노화 진행을 멈추게 하거나 보다 젊어질 수 있다.

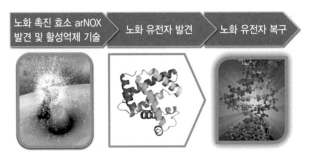

〈그림 18〉 녹스 단백질과 노화 관련 유전자의 발견

전문적인 용어를 빼고 이것을 이해하기 쉽게 이야기 형식으로 재구성하면 다음과 같다.

어느 마을에서 물건을 잃어버리는 도난 사건이 자주 일어났다. 온 마을 사람들이 나서서 범인을 찾기 시작했는데 마침내 범인을 잡고 보니 이름이 '녹스'였다. 녹스를 추궁하자 그는 같은 패거리가 있다고 자백했고, 그들은 오른쪽 손목에 빨간 점을 찍어 서로가 같은 편임을 표시한다고 했다. 그래서 오른쪽 손목에 빨간 점을 찍은 녀석들을 모두 잡아들이자 비로소 마을에서 도난 사건이 일어나지 않았다.

도난 사건은 젊음을 훔쳐가는 '노화'를 말하고 빨간 점은 노화 관련 특이 유전자 표식인 '에이알 슈퍼마커'를 뜻한다. 그리고 손목에 빨간 점을 찍은 녀석들은 노화를 일으키는 '노화 관련 유전자 군'이다.

CHAPTER 07
유전적 노화 억제 유전자

인간의 유전자에는 노화 관련 유전자가 따로 있다. 이 유전자를 '노화 관련 유전자'라고 부른다(제6장 참조). 노화 관련 유전자는 현재까지 확인된 것만 약 1,000개로 피부, 눈, 심장, 혈관, 뇌, 뼈, 관절 등 우리가 노화가 일어난다고 생각하는 인체 조직 관련 유전자 스위치 안에 들어 있다.

신체 조직은 하나씩 독립적으로 노화가 일어나는 것이 아니라 동시 다발적으로 일어난다. 하지만 조직에 따라 노화 속도는 다르며 우리는 가장 빠르게 노화가 일어난 신체 조직의 노화 징후를 제일 먼저 느낀다.

어떤 동네에서 빈번하게 도난 사건이 일어나면 흔히 치안에 문제가 있다고 생각한다. 사실 도난 사건은 치안뿐 아니라 그 동네의

집 구조, 거주환경, 재화보유량, 사람들의 관계성 등 다양한 원인이 복합적으로 작용한 결과다. 이런 동네는 도난 사건은 물론 인명 상해 사건, 화재 사건, 환경오염 같은 다른 문제도 발생할 가능성이 크다. 도난 사건은 그 동네에서 발생할 수 있는 여러 가능성 있는 사건 중 최근 자주 일어나는 현실적인 문제일 뿐이다.

우리 몸의 노화도 마찬가지다. 만약 어느 날 갑자기 심각한 노안이 오면 눈만 그런 것이 아니라 다른 인체 조직도 노화가 빠르게 진행되고 있을 확률이 높다. 노안은 가장 불편하게 느껴지는 노화 징후 중 하나에 불과하다. 그러므로 내 몸 어딘가에서 노화 징후를 느끼기 시작했다면 내 몸 전체가 늙어가고 있다고 보면 된다.

지금까지 노화는 시간이 흐르면 자연적으로 일어나는 생리적 현상이 아니라 노화 관련 유전자에 변형이 일어나기 때문이라고 설명했다. 그렇다면 노화 관련 유전자는 왜 계속 변형이 일어나는 것일까? 그 이유는 우리가 생활하면서 내적 · 외적 요인에 지속적으로 노출되기 때문이다. 이는 제1장에서 보여준 일란성 쌍둥이의 노화 속도 비교에서 이미 말한 바 있다.

우리는 살아가면서 신체 노화를 촉진하는 각종 요인에 노출되는데 내적 요인에는 유전적 요인, 스트레스, 세포 손상 누적, 세포 신진대사 저하, 노폐물 등이 있다. 외적 요인에는 자외선, 환경 공해 및 오염, 환경호르몬, 발암물질 등이 있다.

우리의 유전자 속에는 이러한 내적 · 외적 노화 요인에 대항해 우리 몸을 노화로부터 보호하는 유전 정보가 있다. 이 유전 정보를 '유전적 노화 방지 시스템(ADMs, Aging Defense Mechanisms)'이라고 부른다.

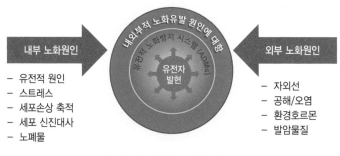

내부 노화원인

– 유전적 원인
– 스트레스
– 세포손상 축적
– 세포 신진대사
– 노폐물

외부 노화원인

– 자외선
– 공해/오염
– 환경호르몬
– 발암물질

〈그림 19〉 유전적 노화 방지 시스템

우리 신체에 내적 · 외적 노화 요인이 가해지면 유전자 속 노화 억제 유전자가 발현되면서 유전적 노화 방지 시스템이 작동해 우리 몸을 노화로부터 보호한다. 하지만 유전적 노화 방지 시스템과 관련된 유전자 스위치가 꺼지면 우리 몸은 노화가 촉진된다.

노화가 빨라지느냐, 지연되느냐는 유전적 노화 방지 시스템이 잘 작동하는가 아닌가의 문제다. 만일 유전적 노화 방지 시스템이 극단적으로 작동하지 않으면 아래 그림에서 보는 것처럼 조로증이 찾아온다.

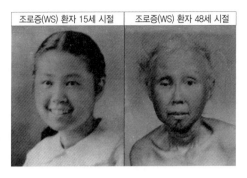

| 조로증(WS) 환자 15세 시절 | 조로증(WS) 환자 48세 시절 |

〈그림 20〉 조로증 환자

우리 유전자 속의 유전적 노화 방지 시스템이 젊은 시절처럼 잘 작동하도록 관리하면 노화는 현저히 지연된다. 유전적 노화 방지 시스템은 여섯 가지로 구별하는데 이들은 상호보완하며 작동하도록 유기적으로 연결되어 있다.

여섯 가지 유전적 노화 방지 시스템은 다음과 같다

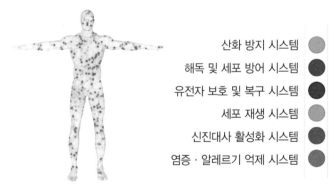

산화 방지 시스템
해독 및 세포 방어 시스템
유전자 보호 및 복구 시스템
세포 재생 시스템
신진대사 활성화 시스템
염증 · 알레르기 억제 시스템

〈그림 21〉 여섯 가지 유전적 노화 방지 시스템

이들 여섯 가지 유전적 노화 방지 시스템이 정상적으로 잘 작동하면 우리는 노화 방지는 물론 질병을 예방하는 능력도 강해진다. 그러면 이들 각각의 시스템을 간단히 살펴보자.

● 산화 방지 시스템

활성산소는 의외로 우리와 아주 친숙하다. 활성산소를 만들어내는 대표적인 물질 중 하나가 산소계 표백제다. 활성산소는 반응성이 몹시 강해 주변의 세포나 유전자를 파괴할 정도다. 우리 몸의 유전자는 매일 7만 3,000번 정도 활성산소의 공격을 받고 있다니 그야말로 전쟁터가 따로 없을 지경이다.

호흡을 통해 몸속으로 들어온 산소는 미토콘드리아에서 당을 태워 에너지를 만드는 일에 쓰이는데, 이 산소의 약 5퍼센트가 활성산소로 바뀐다. 먹고 살려면 우리가 활성산소의 공격을 피할 길은 없는 셈이다.

그래서 필요한 것이 활성산소로부터 우리 몸을 보호하는 유전적 프로그램인데 이것이 바로 산화 방지 시스템이다. 산화 방지 시스템 유전자가 잘 작동하면 활성산소의 공격으로부터 세포와 유전자를 잘 보호해 세포가 빨리 파괴되는 것을 방지할 수 있다.

세포가 파괴되면 다른 세포가 분열해 그 자리를 메울 세포를 다시 생산하는데, 이런 과정이 많이 일어날수록 유전자 끝단에 있는 '텔로미어'의 길이가 빨리 짧아져 수명이 단축되고 노화가 급격히 진행된다. 텔로미어의 길이는 인간의 타고난 수명, 즉 천수를 의미한다. 텔로미어가 긴 사람은 오래 살고 짧은 사람은 수명이 짧다. 이러한 텔로미어의 길이는 세포가 분열될 때마다 조금씩 짧아지며 완전히 없어지면 더 이상 세포분열을 할 수 없어 죽음에 이른다.

태어날 때부터 텔로미어의 길이가 길더라도 세포가 자꾸 파괴되어 세포분열 횟수가 증가하면 일찍 사망한다. 이런 이유로 세포를 파괴하는 활성산소 발생을 억제하고 활성산소로부터 세포를 보호하는 유전자의 역할이 매우 중요하다.

"유전적 산화 방지 시스템은 우리 몸이 녹스는 것을 방지해 노화를 막아준다."

● 해독 및 세포 방어 시스템

음식, 피부, 호흡을 통해 우리 몸에 독성물질이나 오염 성분이 들어오면 간이 이들을 해독해 세포가 파괴되는 것을 막는다. 독성물질과 오염물질 해독은 일종의 화학 반응이다. 즉, 간에서 독을 중화하는 화학 반응이 일어나는 것이다. 이 과정에서 유전자는 어떤 종류의 독성 성분이 몸에 들어왔는지 그 화학적 구조를 파악하고, 독성물질을 중화할 화학물질을 만들어 분비하도록 명령을 내린다.

우리의 유전자 안에는 지구상에 자연적으로 존재하는 모든 독성물질과 화학물질을 중화할 수 있는 방법이 저장되어 있다. 세계적으로 저명한 화학 교수나 노벨 화학상을 탄 과학자도 유전자 안에 프로그램된 해독 반응보다 화학 반응을 더 잘 이해하지 못한다. 우리의 유전자는 진화 과정에서 인간이 노출될 만한 환경에 존재하는 모든 독성물질로부터 자신을 보호하는 법을 터득해 유전자에 기록해놓았다. 이처럼 우리의 유전자는 독성물질로 인해 세포가 파괴되는 것을 막아줌으로써 노화를 억제하고 있다.

설령 그럴지라도 유전자가 처리할 수 있는 수준 이상의 독성물질을 한꺼번에 섭취 혹은 흡입하면 해독하기가 어렵다. 또 인간이 인위적으로 만들어낸 독성물질은 해독할 수 없다. 산업 발달에 따른 환경오염이 인간의 생존에 심각한 문제를 일으키는 이유가 여기에 있다.

"유전적 해독 및 세포 방어 시스템은 몸 안에 유입된 독성물질을 제거하기 위한 해독제 '레시피'다."

● 유전자 보호 및 복구 시스템

우리의 유전자는 활성산소뿐 아니라 자외선, 독성물질, 스트레스 등으로부터 끊임없이 공격을 받고 있다. 만일 그런 공격으로 인해 유전자 구조가 잘못된 세포를 그대로 복제한 세포가 재생산되면 그 세포는 비정상적으로 작동한다. 나아가 그러한 세포가 늘어나면 노화가 촉진될 뿐 아니라 질병을 일으킨다.

세포가 분열할 때 유전자는 '휴지기' 과정을 거치는데 휴지기란 유전자가 아무 일도 하지 않고 쉰다는 것을 의미한다. 정확히 말하면 쉰다기보다 잘못된 유전자가 있는지 검사한다는 표현이 더 적합하다. 휴지기에 유전자를 검사해 잘못된 부분이 있으면 유전자를 복구해 정상적인 유전자로 바꿔놓는다. 따라서 유전자를 정상적으로 잘 보존하려면 절대적으로 휴식이 필요하다.

생각해보라. 자동차에 문제가 생겼을 때 자동차를 운행하면서 수리할 수 있겠는가? 전동차도 운행이 끝나면 차고로 들어가 운행을 멈춘 상태로 점검을 받는다. 만일 잘못된 부분이 있으면 수리를 마치고 난 후 다시 정상 운행에 들어간다. 그래야 많은 사람을 싣고 안전하게 계속 운행할 수 있다.

우리 주변에는 그야말로 쉬지 않고 열심히 일하는 근면한 사람이 아주 많다. 그들이 그토록 열심히 일하는 이유는 자아를 실현하고 스스로 정한 인생의 목표를 달성하기 위해서이기도 하지만, 대개는 경제적으로 빨리 안정을 찾아 행복하고 편안한 노후를 누리기 위해서다. 그들은 늘 잠도 부족하고 피로가 누적되어 있으나 미래를 위해 자신을 혹사시킨다.

하지만 휴식도 없이 계속 일하면 잘못된 유전자를 고칠 시간이 부족해지고, 결국 잘못된 유전자로 인해 암 같은 질병이 발생한다. 열심히 일해 좀 살 만하다 싶으니까 병이 생겨 그동안 번 돈을 몽땅 병원에 갖다 줘야 한다면 고생한 보람을 어디에서 찾는단 말인가.

일할 때는 열심히 일하되 쉬어야 할 때는 심신이 확실히 쉬게 해야 한다. 그러면 우리의 유전자 속에 있는 유전자 보호 및 복구 시스템이 발현해 잘못된 유전자를 복구함으로써 유전자가 정상적으로 작동하도록 만든다.

"유전적 유전자 보호 및 복구 시스템은 몸 안의 고장 난 컴퓨터를 고쳐주는 수리 기사다."

● 세포 재생 시스템

여러 가지 이유로 세포가 파괴되어 제 기능을 다하지 못하면 그 세포를 제거하고 새로운 세포가 그 자리를 메우는데 이때 '세포 재생 시스템' 유전자가 작동한다. 세포 재생이 원활치 못하면 각종 장기와 신체 조직 기능이 저하되어 결국 노화가 촉진되고 여러 가지 질병에 걸릴 확률이 높아진다.

예를 들어 얼굴 피부를 젊게 유지하는 단백질 성분 중 가장 중요한 두 가지는 콜라겐과 엘라스틴이다. 이 두 가지 단백질은 침대 매트리스의 솜과 스프링 같은 역할을 한다. 솜이 빠져나가면 주름이 생기고 스프링이 나빠지면 매트리스는 탄력을 잃고 밑으로 주저 앉는데 피부도 이와 똑같다.

세포 재생 시스템이 원활하게 작동하지 않을 경우 콜라겐이 제대로 합성되지 않아 피부에 주름이 생기고, 엘라스틴 생성 기능이 떨어지면 피부가 탄력을 잃고 처진다.

피부세포는 14일 동안 새로운 세포가 생성되고 죽은 세포는 각질이 되어 14일간 피부에 머물다가 떨어져 나가는 28일 주기가 정상인데, 세포 재생 시스템 작동이 불완전해지면 피부 재생 주기가 느려진다. 이 경우 피부는 현저하게 노화 징후를 드러낸다. 일반적으로 노화가 진행되면 세포 재생 주기는 자기 나이와 같아진다. 즉, 30대는 30일 주기, 40대는 40일 주기가 되는데, 그 이유가 세포 재생 시스템이 잘 작동되지 않기 때문이다.

"유전적 세포 재생 시스템은 몸 안의 낡은 부품을 새것으로 갈아주는 역할을 함으로써 노화를 방지한다."

● 신진대사 활성화 시스템

젊을 때는 신진대사가 활발해 섭취한 음식의 칼로리가 거의 대부분 에너지로 바뀐다. 그래서 힘이 넘치고 살도 잘 찌지 않는다. 나이가 들면서 자꾸 살이 찌는 이유는 운동 부족도 한 원인이지만, 무엇보다 신진대사가 느려지면서 섭취한 칼로리가 에너지로 바뀌지 못하고 남아 있다가 다시 지방으로 합성되기 때문이다. 그래서 밥 한 술을 먹으면 뱃살이 한 술 나온다는 말이 있는 것이다. 우리는 이것을 '나잇살'이라고 부른다.

요즘에는 나이 든 사람들도 예전과 달리 영양 섭취가 비교적 충분하고 스킨케어 기술이 발달해 얼굴만큼은 젊은 사람 못지않은 피부를 유지한다. 그러나 몸매를 젊은 사람처럼 유지하기란 쉽지 않다. 열심히 운동도 하고 다이어트도 하지만 살이 찔 때는 배부터 찌고, 빠질 때는 가슴과 볼부터 빠진다. 이럴 때는 세월이 얄밉지만 그 원인이 느려진 신진대사에 있으니 어쩔 수 없는 일이다.

신진대사가 느려지면 몸매만 망가지는 것이 아니라 체력과 혈액순환 기능도 떨어져 손발이 차가워지고, 각종 신체 기능이 저하되면서 노화가 촉진된다. 일단 노화가 시작되면 그 속도는 점점 빨라진다.

어느 날 길을 걷다가 예전보다 걷는 것이 힘들고 쉽게 피곤해져 잠시 쉬려고 발길을 멈췄다가 우연히 쇼윈도에 비친 자신의 얼굴을 본 적이 있는가. 그때 생각보다 나이 들어 보이는 자신의 모습에 실망한 적이 있을지도 모른다. 실은 거울에 비친 모습보다 쇼윈도에 비친 모습이 더 늙어 보인다. 이래저래 늙는 것은 서럽다.

"유전적 신진대사 활성화 시스템은 몸속의 기름을 태워 에너지를 만들고 기름때나 검댕이가 끼지 않도록 청소해 준다."

● 염증 · 알레르기 억제 시스템

아토피나 대상포진은 지금은 흔하지만 예전에는 그 이름을 잘 들어보지 못하던 질병이다. 꽃가루 알레르기, 금속 알레르기, 염색약 알레르기 같은 각종 알레르기질환과 함께 자가면역질환인 류머티즘 · 갑상선염 · 베체트병도 많이 발생하고 있다.

이것은 모두 면역과 관련이 있는 질환이다. 최근 면역 관련 질환이 갑자기 증가하는 것은 생활환경 및 음식물 변화와 무관하지 않다. 한마디로 식생활, 환경 등의 변화가 염증·알레르기 억제 유전자의 스위치를 꺼버렸기 때문이다.

알레르기는 우리 몸의 면역력이 떨어져 발생하는 질병으로 알려져 있다. 아토피는 대표적인 피부 알레르기이고 대상포진은 수두 바이러스가 잠복되어 있다가 면역력이 떨어지면서 혈관을 따라 염증과 수포가 생기는 질병이다.

이 같은 면역질환은 무조건 면역력을 높이거나 억제한다고 해서 해결될 문제가 아니다. 환경이나 음식 섭취 문제, 영양결핍 등 근본적인 문제를 해결하지 않는 한 언젠가 또 발병한다. 중요한 것은 면역력을 정상화하는 일이다. 다시 말해 염증·알레르기 억제 시스템 유전자 스위치를 켜주고 그것이 꺼지지 않도록 관리해야 해결된다.

"유전적 염증·알레르기 억제 시스템은 몸속에 도둑이 들어 건강을 훔쳐가는 것을 감시하는 경찰관이다."

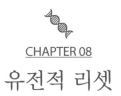

CHAPTER 08

유전적 리셋

지금까지 유전자 발현과 유전자 스위치가 어떤 의미인지, 노화 관련 유전자가 무엇인지 알아 보았다. 또한 신체의 노화를 억제하는 여섯 가지 '유전적 노화방지 시스템'도 살펴보았다.

지금까지의 내용을 한마디로 정리하면 "유전적 노화 방지 시스템의 유전자 스위치가 항상 켜진 상태를 유지하면 노화를 억제할 수 있다"는 것이다.

유전적 노화 방지 시스템의 유전자 스위치를 켜서 강하게 발현되도록 하려면 어떻게 해야 할까? 앞서 설명했듯 유전자 스위치는 우리가 먹는 음식으로 조절한다. 어떤 음식, 어떤 영양소를 섭취하느냐에 따라 유전자 스위치가 꺼지거나 켜지고 유전자 발현이 강해지거나 약해진다.

결국 노화는 우리가 먹는 음식에 따라 속도가 결정되고 노화를 억제하는 해답도 음식에 있다.

사실 우리는 좋은 음식과 나쁜 음식이 어떤 것인지 대충 알고 있다. 예를 들면 자연 그대로의 음식을 섭취하는 것이 가공한 음식보다 좋고, 인스턴트식품이나 칼로리가 높은 음식은 좋지 않다.

자연 그대로의 음식을 섭취하되 칼로리를 과잉섭취하지 않고 제한하면 확실히 노화가 느리게 진행된다. 그런데 과학자들은 유전자 검사를 통해 자연 그대로의 음식을 먹을지라도 어떤 영양소를 얼마만큼 섭취하느냐에 따라 우리 몸의 노화관련 유전자가 많이 리셋되거나 조금 리셋되기도 한다는 사실을 발견했다.

이것은 "자연 그대로의 음식과 영양소를 섭취하되 섭취 비율이 중요하다"는 것을 의미한다. 이 말은 우리를 약간 헷갈리게 한다. 대개는 천연성분 음식을 골고루 잘 섭취하면 오래 살거라고 생각하는데, 여기에다 그 비율이 중요하다니 말이다. 젊어지는 것은 이토록 어려운 일이란 말인가.

그렇다고 너무 실망할 필요는 없다. 천연성분 음식과 영양소를 섭취하고 칼로리 섭취를 제한하면 비록 섭취 비율이 정확히 맞지 않아도 젊고 건강하게 살 수 있다. 단지 정도의 차이만 있을 뿐이다. 이는 비율이 잘 맞으면 더 오래, 젊게 살 수 있다는 뜻이다.

노화를 최대한 억제해주는 영양소의 최적 비율은 무엇일까? 이 것이야말로 정말 쉽지 않은 질문이다.

문에 설치한 '도어락'을 생각해보자. 비밀번호를 모르면 무작위로 눌러 비밀번호를 찾는 데 엄청나게 오랜 시간이 필요하다. 같은 이유로 우리가 먹는 음식에 함유된 영양성분을 최적 비율로 섭취한다는 것은 매우 어려운 일이다. 그뿐 아니라 음식물에 들어있는 영양소의 종류와 함량을 일일이 다 파악할 수도 없다. 따라서 노화억제를 극대화 할 수 있는 최적의 음식섭취 비율을 찾는다는 것은 불가능에 가깝다.

다행히 과학자들은 오랜 기간 노화를 연구해 노화 관련 유전자를 최대로 리셋할 수 있는 영양소의 최적 조합을 찾아냈다. 이 조합을 찾는 데 무려 40년이 걸렸다. 다른 분야 기술의 비약적인 발전에 비하면 그야말로 엄청나게 오래 걸린 셈이다. 그도 그럴 것이 인체처럼 모든 조직과 기관이 유기적으로 복잡하게 상호작용하는 것이 세상에 또 어디 있단 말인가. 더구나 그 생체 작용을 총괄 지휘하는 유전자를 원하는 대로 리셋하는 것은 그리 쉬운 일이 아닐 것이다. 그것도 음식에 들어 있는 천연 성분만 사용해야 하니 얼마나 어렵겠는가?

드디어 젊게 오래 살고 싶어 하는 사람들의 열망과 끈질긴 과학자들의 노력 끝에 진시황이 꿈에 그리던 '불로장생의 묘약'을 만들어내는 기술이 등장했다.

"인간의 불로장생의 꿈. 이것을 이뤄주는 기술은 바로 '에이지락'이다."

에이지락 기술은 음식에 들어 있는 천연성분 중 노화 관련 유전자를 리셋하는 영양소를 골라낸 다음 이들의 최적화된 조합을 찾아냈다. 따라서 에이지락 기술을 이용하면 발현에 변화를 일으킨 노화 관련 유전자를 최대 92퍼센트까지 젊게 리셋할 수 있다.

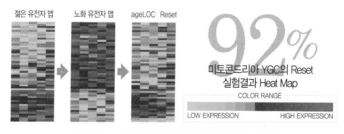

⟨그림 22⟩ 에이지락 기술로 리셋한 유전자의 스펙트럼

〈그림 22〉는 노화가 일어난 유전자와 젊은 유전자 스펙트럼을 비교한 것이다. 제5장에서 설명한 것처럼 빨갛게 나타나는 유전자 부분은 유전 정보를 강하게 발현하는 부분이고, 녹색은 약하게 발현하는 부분이다. 노화가 일어난 가운데 유전자와 맨 왼쪽의 젊은 유전자 스펙트럼을 비교하면 유전자 발현이 완전히 반대로 되어 있음을 알 수 있다. 다시 말해 젊은 유전자에서 강하게 발현하는 유전 정보가 노화가 일어난 유전자에서는 약하게 발현하고 있고, 반대로 젊은 유전자에서 약하게 발현하는 유전 정보는 노화 유전자에서는 강하게 발현하고 있음을 볼 수 있다. 이처럼 유전자 스펙트럼이 바뀐 것은 노화의 결과다.

맨 오른쪽 그림은 노화되었던 가운데 유전자를 에이지락 기술로 리셋한 후 다시 측정한 유전자 스펙트럼이다. 보시다시피 맨 오른쪽에 있는 젊은 유전자와 거의 유사한 패턴을 보이고 있다. 이처럼 유전자 스펙트럼 검사는 에이지락 기술이 유전자를 젊게 리셋한다는 것을 확인해준다.

에이지락 기술은 최대 92퍼센트까지 유전자를 젊게 리셋해주며 그 효과는 유전자 스펙트럼 비교를 통해 확인할 수 있다.

에이지락 기술은 우리가 사는 환경이나 음식, 생활습관에 관계 없이 무조건 효과를 낸다. 물론 건전한 식생활을 유지하고 좋은 환경에서 사는 사람은 그렇지 않은 사람에 비해 더 건강하고 젊게 살 수 있다.

결국 에이지락 기술은 편식하지 말고 좋은 식재료로 음식을 만들어 먹으면 젊게 오래 살 수 있다는 말과 다를 바 없지 않은가? 이런 기술을 40년 동안 연구하며 찾아다녔다니 지금 농담하는 건가? 만약 이렇게 생각하는 독자가 있다면 유전자 스위치 발현에 관해 좀 더 이해할 필요가 있다.

다시 한 번 말하지만 유전자 스위치와 발현은 우리가 섭취하는 음식이 결정한다. 유전자 발현을 최대한 젊게 리셋하려면 같은 영양성분이라 해도 어떤 음식에서 추출했는지가 매우 중요하다. 또 그렇게 영양성분을 추출한 뒤에는 다시 최적 조합 비율을 찾아내야 한다.

그러므로 음식물로 에이지락 기술처럼 유전자를 92퍼센트까지, 아니 100퍼센트 리셋하겠다고 장담하는 독자가 없길 바란다. 여러 가지 음식을 섭취해 유전자를 리셋하려는 시도는 폐차장에 회오리바람이 불어 각종 부품이 날아다니다가 우연히 제대로 조립된 차가 만들어지는 확률과 같다. 이것은 100만 년 만에 한 번 나타날까 말까한 확률이다.

아무튼 인류가 그토록 오랫동안 찾아 헤매던 불로장생의 비밀이 음식에 있었다니 참으로 아이러니한 일이 아닌가. 그래도 이것은 다행스런 일이다. 누구나 어렵지 않게 노화 방지 혜택을 볼 수 있다는 것은 그야말로 하늘이 내린 축복이다.

그러면 칼로리를 제한하고 선별한 영양성분을 적절한 비율로 섭취한 유인원 테스트 결과를 살펴보자. 침팬지 나이에 2~2.5배를 하면 대충 사람의 나이와 비슷하다. 열 살짜리 침팬지는 사람의 나이로 20~25세에 해당하고 서른 살짜리 침팬지는 사람의 나이로 60~70세에 해당한다.

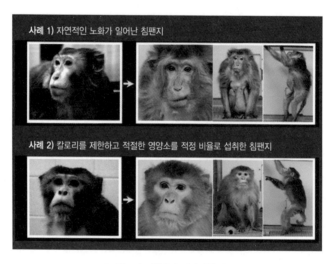

〈그림 23〉 침팬지 임상실험 결과

〈그림 23〉에 나오는 침팬지 사진을 보자. 사례 1)에 나오는 맨 왼쪽 사진에 나오는 침팬지는 사람의 나이로 스물다섯 살짜리 모습이고, 그 사진 오른쪽 옆에 나오는 모습은 20년이 지나 사람의 나이로 치면 예순 살이 된 모습이다. 누가 봐도 많이 늙었고 배도 나왔으며 털도 많이 빠진 것을 볼 수 있다. 우리가 알고 있는 정상적인 노화가 진행된 것이다.

사례 2)에 나온 사진은 칼로리 섭취를 제한하고 적정 비율로 조절한 영양소를 섭취한 침팬지 모습이다. 20년이 지나 사람 나이로 예순다섯 살이 된 모습도 별로 늙어 보이지 않는다. 체형도 건강하고 털도 별로 빠지지 않았다.

마찬가지로 사람도 칼로리 섭취를 제한하고 영양소를 적절한 비율로 배합한 에이지락 기술의 혜택을 받으면 노화를 현저히 지연할 수 있다.

이는 생각만 해도 즐거운 일이다. 10년 만에 동창회에 나갔더니 친구들은 10년 늙어서 왔는데 나는 고작 1년 정도 나이 든 모습으로 나타났다면 친구들의 부러움을 한 몸에 받게 마련이다. 분명 어떤 화장품을 썼는지, 무엇을 먹었는지 질문 공세를 받을 것이다. 만일 그들에게 에이지락을 알려주지 않고 자신의 젊음만 자랑하고 왔다면 20년 후 동창회 때는 부러움보다 질투의 대상으로 남으리

라. 친구들은 20년 늙어서 왔는데 자신은 단 2년 늙은 모습으로 나타나면 친구들이 질투하는 것은 당연하다. 30년 후 동창회 때는 아예 연락조차 오지 않을 테니 연락을 기다리지도 마라.

현대의학이 발달할수록 건강하게 오래 살려면 자연으로 돌아가야 한다는 결론에 도달한다. 물질문명의 발달은 인류의 삶을 필연적으로 생로병사의 길로 들어서게 한다. 문명의 혜택을 받아 내 몸이 편해질수록, 쉽게 섭취할 수 있는 인스턴트식품을 즐길수록 내 건강과 젊음은 점점 사라진다.

우리는 물질적 풍요로움과 편리함의 대가로 건강과 젊음을 지불하고 있다.

문명의 혜택을 제대로 즐기려면 먼저 긍정적인 생각으로 스트레스를 받지 않도록 해야 한다. 그리고 우리가 살아가는 환경이 오염되지 않게 나부터 주의해야 한다. 그뿐 아니라 적당한 운동을 꾸준히 하고 자연에서 얻은 건강한 식재료에서 영양분을 섭취해야 한다.

반면 칼로리가 높은 밀가루 음식, 지방 성분이 가득한 튀김, 육류 섭취를 조절하고 설탕이 많이 들어간 과자 · 빵 · 아이스크림 같은 식품은 가능하면 섭취를 삼가야 한다.

그렇지만 현대인이 적당한 운동을 꾸준히 하고 입에서 당기는 음식을 절제하며 살기란 그리 쉬운 일이 아니다. 현대인이 에이지락 기술의 혜택을 받아야 하는 이유가 여기에 있다.

건강하고 건전한 식생활을 하면서 에이지락 기술을 잘 활용하면 '나이가 들수록 젊어지는 미래'를 누릴 수 있을 것이다.

참고 문헌 및 자료

- 타임 TIME (2012.4)
- 뉴스위크 Newsweek
- 닥터 오즈 쇼 The Dr. Oz Show
- YTN 사이언스 채널 (2014년)
- 네이처 (2006.5.11)
- SBS스페셜 (2011.6.9)
- ageLOC Science Referance

1. Burke DM, Mackay DG. Memory, language, and ageing. Phil. Trans. R. Soc. Lond. B 1997;1845-1856.

2. Salthouse TA. When does age-related cognitive decline begin? Neurobiol Aging 2009;30:507-514.

3. Lindau ST, Gavrilova N. Sex, health, and years of sexually active life gained due to good health: evidence from two US population based cross sectional surveys of ageing. BMJ 2010;340:c810.

4. Beutel ME, Stobel-Richter Y, Brahler E. Sexual desire and sexual activity of men and women across their lifespans: results from a representative German community survey. BJU Int 2008;101:76-82.

5. Nappi RE, Nijland EA. Women's perception of sexuality around the menopause: outcomes of a European telephone survey. Eur J Obstet Gynecol Reprod Biol 2008;137:10-6.

6. Burke DM, Mackay DG. Memory, language, and ageing. Phil. Trans. R. Soc. Lond. B 1997;1845–1856.

7. Salthouse TA. When does age–related cognitive decline begin? Neurobiol Aging 2009;30:507–514.

8. Lindau ST, Gavrilova N. Sex, health, and years of sexually active life gained due to good health: evidence from two US population based cross sectional surveys of ageing. BMJ 2010;340:c810.

9. Beutel ME, Stobel–Richter Y, Brahler E. Sexual desire and sexual activity of men and women across their lifespans: results from a representative German community survey. BJU Int 2008;101:76–82.

10. Nappi RE, Nijland EA. Women's perception of sexuality around the menopause: outcomes of a European telephone survey. Eur J Obstet Gynecol Reprod Biol 2008;137:10–6.

11. Lu SC. Regulation of glutathione synthesis. Mol Aspects Med. 2009 Feb–Apr;30(1–2):42–59. Review.

12. White E, Karp C, Strohecker AM, Guo Y, Mathew R. Role of autophagy in suppression of inflammation and cancer. Curr Opin Cell Biol. 2010 Apr;22(2):212–7. Review.

13. Zimniak P. Detoxification reactions: relevance to aging. Ageing Res Rev. 2008 Dec;7(4):281–300. Review.

14. Bouwens, M., O. van de Rest, N. Dellschaft, et al. (2009) Fish–oil supplementation induces antiinflammatory gene expression profiles in human blood mononuclear cells. The American journal of clinical nutrition 90, 415–424.

15. Chopra, M., P.E. Fitzsimons, J.J. Strain, et al. (2000) Nonalcoholic red wine extract and quercetin inhibit LDL oxidation without affecting plasma antioxidant vitamin and carotenoid concentrations. Clinical chemistry 46, 1162–1170.

16. Earnest, C.P., J.S. Kupper, A.M. Thompson, et al. (2012) Complementary effects of multivitamin and omega–3 fatty acid supplementation on indices of cardiovascular

health in individuals with elevated homocysteine. International journal for vitamin and nutrition research Internationale Zeitschrift fur Vitamin- und Ernahrungsforschung Journal international de vitaminologie et de nutrition 82, 41-52.

17. Heinrich, U., C. Gartner, M. Wiebusch, et al. (2003) Supplementation with beta-carotene or a similar amount of mixed carotenoids protects humans from UV-induced erythema. The Journal of nutrition 133, 98-101.

18. Hubbard, G.P., S. Wolffram, R. de Vos, et al. (2006) Ingestion of onion soup high in quercetin inhibits plate-let aggregation and essential components of the colla-genstimulated platelet activation pathway in man: a pilot study. The British journal of nutrition 96, 482-488.

19. Kean, R.J., D.J. Lamport, G.F. Dodd, et al. (2015) Chronic consumption of flavanone-rich orange juice is associated with cognitive benefits: an 8-wk, random-ized, double-blind, placebo-controlled trial in healthy older adults. The American journal of clinical nutrition 101, 506-514.

20. Kiecolt-Glaser, J.K., E.S. Epel, M.A. Belury, et al. (2013) Omega-3 fatty acids, oxidative stress, and leukocyte telomere length: A randomized controlled trial. Brain, behavior, and immunity 28, 16-24.

21. Milenkovic, D., C. Deval, C. Dubray, et al. (2011) Hesperidin displays relevant role in the nutrigenomic effect of orange juice on blood leukocytes in human volun-teers: a randomized controlled cross-over study. PloS one 6, e26669

22. Hossein-nezhad, A., A. Spira, M.F. Holick, (2013) Influence of vitamin D status and vitamin D3 supplementation on genome wide expression of white blood cells: a ran-domized double-blind clinical trial. PloS one 8, e58725.

23. Naharci, I., E. Bozoglu, N. Kocak, et al. (2012) Effect of vitamin D on insulin sensitivity in elderly patients with impaired fasting glucose. Geriatrics & gerontology international 12, 454-460.5. Hakim IA, Harris RB, Ritenbaugh C (2000) Citrus peel use is associated with reduced risk of squamous cell carcinoma of the skin. Nutrition and cancer 37, 161-168.

24. Pengelly, A., J. Snow, S.Y. Mills, et al. (2012) Short-term study on the effects

of rosemary on cognitive function in an elderly population. Journal of medicinal food 15, 10−17.

25. Zhu, H., D. Guo, K. Li, et al. (2012) Increased telomerase activity and vitamin D supplementation in overweight African Americans. International journal of obesity 36, 805−809.

26. Herrero−Barbudo, C., B. Soldevilla, B. Perez−Sacristan, et al. (2013) Modulation of DNA−Induced Damage and Repair Capacity in Humans after Dietary Intervention with Lutein−Enriched Fermented Milk. PloS one 8, e74135.

27. Huang, B., Z. Wang, J.H. Park, et al. (2015) Anti−diabetic effect of purple corn extract on C57BL/KsJ db/db mice. Nutr Res Pract 9, 22−29.

28. Palombo, P., G. Fabrizi, V. Ruocco, et al. (2007) Beneficial long−term effects of combined oral/topical antioxidant treatment with the carotenoids lutein and zeaxanthin on human skin: a double−blind, placebo−controlled study. Skin pharmacology and physiology 20, 199−210.

29. Park, J.S., J.H. Chyun, Y.K. Kim, et al. (2010) Astaxanthin decreased oxidative stress and inflammation and enhanced immune response in humans. Nutrition & metabolism 7, 18.

30. Sola, S., M.Q. Mir, F.A. Cheema, et al. (2005) Irbesar−tan r. s. and lipoic acid improve endothelial function and reduce markers of inflammation in the metabolic syn−drome: results of the Irbesartan and Lipoic Acid in Endothelial Dysfunction (ISLAND) study. Circulation 111, 343−348.

31. Tomasetti, M., R. Alleva, B. Borghi, et al. (2001) In vivo supplementation with coenzyme Q10 enhances the recovery of human lymphocytes from oxidative DNA damage. FASEB J 15, 1425−1427.

32. Tome−Carneiro, J., M. Gonzalvez, M. Larrosa, et al. (2012) One−year consumption of a grape nutraceutical containing resveratrol improves the inflammatory and fibrinolytic status of patients in primary prevention of cardiovascular disease. The American journal of cardiology 110, 356−363.

나이가 들수록 젊어지는 비밀

리셋 RESET

초판 1쇄 발행 | 2016년 9월 23일
초판 2쇄 발행 | 2016년 10월 25일
출판등록번호 | 제2015-000155호
펴낸곳 | 도서출판 라인

펴낸곳 | 도서출판 라인
지은이 | 이 만 형

발행인 | 오 정 훈
기 획 | 정 유 식
디자인 | 김 세 형
마케팅 | 서   설

잘못된 책은 바꿔드립니다.
가격은 표지 뒷면에 있습니다.

ISBN 979-11-87311-08-9

주소 | 서울시 강남구 대치4동 샹제리제빌딩
전화 | 02-558-1480/070-8850-5022
팩스 | 02-558-1440
메일 | success7410@naver.com

※도서출판 라인은 석세스파트너의 출판 브랜드입니다.